El extraño caso del Dr. Parkinson

Rafael González Maldonado

Título: El extraño caso del Dr. Parkinson.
Autor: Rafael González Maldonado.

Prólogo: Hugo Liaño.
Capítulo XVI: Rafael González Maldonado y
Encarnación Santiago Carranza.
Capítulo XX: Román Alberca.

Colaboraciones (Capítulo XIX):
Acosta Varo J, Aguilar Barberá M, Beltrán Beltrán HR
Burguera Hernández JA, Castro García A, Codina Puiggrós A,
Chacón Peña JR , García de Yébenes J, Giménez Roldán S, Grandas
Pérez FJ, Kulisevsky Bojarski J, Linazasoro Cristóbal G, López del
Vals LJ, Martí Massó JF, Martínez Martín P,
Morales Gordo B, Ochoa Amor JJ, Varela de Seijas E.

Diseño gráfico: J. González Redondo
Rotulación: A. González Redondo
Fotografía: R. González Redondo
Tema de portada: E. Santiago Carranza.

1ª edición, marzo 1997. Dep. legal GR-269-97. ISBN: 84-922368-5-X
2ª edición, septiembre 1997. Dep. legal GR-269-97. ISBN: 84-89908-04-4
3ª edición, noviembre 1997. Dep. legal GR-269-97. ISBN: 84-89908-18-4
4ª edición, diciembre 1997. Dep. legal GR-269-97. ISBN: 84-89908-19-2

Edita: Grupo Editorial Universitario, Granada 1997.
Fotocomposición: Lozano
Impresión: Gráficas Lino, s.l.

A Eny

Was this the face that launched a thousand ships
and burnt the topless towers of Ilium?

(Chr. Marlowe, 1604).

El extraño caso del Dr. Parkinson

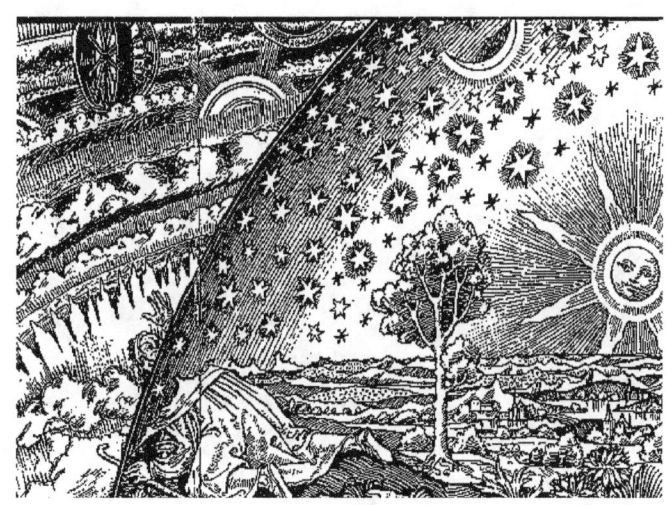

Rafael González Maldonado

PORTADA: La ilustración, del astrónomo francés Flammarion, representa a un hombre que procede de un mundo conocido y "cerrado", pero asoma la cabeza a otros espacios, aún por descubrir, y adquiere así una "nueva visión" de la realidad.

SUMARIO

Prólogo

No es fácil escribir un prólogo para este libro que de forma tan original presenta el doctor González Maldonado. En cierta ocasión, y por cierto a propósito de una encomienda parecida que me habían hecho, revisé los tipos de estos preámbulos o proemios que habitualmente se escriben. Mi intención en aquel entonces no era otra que la de buscar una salida que soslayase aquella sentencia según la cual el mejor prólogo es el que no se ha escrito. Y esto lo dicen por muchas razones, y la más obvia porque su destino suele ser tan virginal que en muchas ocasiones no es hollado ni por los ojos de su propio autor

.

En el caso que nos ocupa, mis palabras no pueden ser de pre-tratado o discurso, como parece indicar la etimología, ni constituir un protocolo en su sentido estricto, como si diera fe de la autenticidad del texto. Tampoco querría que tuvieran la otra acepción de protocolo y que configurase un almibarado y rutinario ramillete de alabanzas a la obra del doctor González Maldonado. Porque él y este libro suyo merecen un análisis y un comentario de mayor enjundia. Aunque, bien pensado, este prólogo podría ser, jugando con las palabras, como una presentación de las que antaño hacían los matrimonios cursis - hoy todo se califica de hortera- cuando decían "aquí mi señora, aquí un conocimiento". Pues ¡vaya conocimiento de la Neurología y del poder de comunicación que ostenta el autor de este libro!

El extraño caso del Dr. Parkinson es una rara muestra de sencillez rigurosa y científica, que exhibe esa facilidad que tiene lo que es un destilado del saber bien digerido por la reflexión y la experiencia, y que invita a la imitación y a la confección de obras similares por el espejismo de una lectura tan asequible. Tiéntese la ropa quien se note con tales deseos, porque este libro es minucioso, profundo, fruto de una meditada labor. Puedo decir paladinamente que, con más de treinta años de ejercicio neurológico en mi haber, lo he leído de un tirón y he aprendido muchas cosas de él. Así de cautivadora, exhaustiva y seria, es esta -solo en apariencia light- *publicación.*

Estoy seguro de que este libro, que probablemente será el primero de varios, ya que su autor caerá en la cuenta de que ha dado con la piedra filosofal de la comunicación médica escrita, va a ser del interés, no sólo de los enfermos parkinsonianos y de sus allegados, sino que representará un ameno sistema de aprendizaje para los médicos y los que van por ese camino. No ha tratado el autor de novelar enfermedades, como la bien conocida obra Despertares, *sobre esta misma afección. En definitiva, y en lo que hace a su contenido, ha conseguido una pieza maestra de otra dimensión y con otro estilo al de una pura y dura monografía científica que además va a permitir la propagación informativa de la enfermedad de Parkinson con una mayor dimensión y calado. Es como nos sucedía cuando de muchachos, aún no preparados para leer directamente las obras de Shakespeare nos las aprendimos con aquella joya escrita por Lamb que eran los* Cuentos *basados en el teatro de Shakespeare.*

La otra cualidad novedosa que posee el libro del excelente neurólogo que es el doctor Rafael González Maldonado, y que se añade al rigor y a la amenidad que acabo de comentar, es una consecuencia profunda de su poder de comunicación. Es ni más ni menos que una modalidad moderna e impensable de lo que los deontólogos de nuestra profesión han venido llamando desde hace muchos años la relación médico-enfermo. El vínculo casi sagrado que debería establecerse entre un ser humano doliente y otro, que posee la capacitación para curarlo o encontrarle alivio, vive en menoscabo en nuestros días. Del ascendiente mágico del sanador antiguo se pasó al poder paternalista y, en una dimensión cristiana o de humanismo laico, al afecto, al amor mutuo entre médico y enfermo, para terminar en nuestra época en una despersonalización dolorosa, en aras de hacer posible la administración universal de métodos eficaces para conocer y aliviar las enfermedades. Pero, por repetida la frase no es menos cierta, se tratan enfermos y no enfermedades. Los individuos son indivisos y su curación impersonal sólo alcanza a la aplicación, como si de una computadora se hablase, de un cierto antibiótico contra una determinada infección, al alineamiento de un hueso quebrado o a ciertos procedimientos quirúrgicos, en gran parte mecánicos. La inmensa mayoría de los enfermos lo son de sus órganos y de su ánimo, del que anima a su cuerpo y necesitan de la comprensión por su médico, de la explicación de sus padecimientos, de la verdadera relación a la que antes aludía para, de esta forma, tomar parte activa, aunque casi inconsciente, en su propia curación. Esta relación al estilo tradicional es la que apenas es posible en algunas ocasiones, y es la que el paciente busca, hoy día, en series y programas de radio y televisión. Sin embargo, a menudo este vínculo nuevo al que se va asiendo el enfermo actual está pleno de connotaciones espurias, la más común la búsqueda comercial de audiencia, y carece de la suficiente intimidad que da ambiente al acto médico.

El doctor González Maldonado, con libros como El extraño caso del Dr. Parkinson ha descubierto, no sé si adrede, un nuevo, cálido y personalizado sistema de la relación médico-enfermo.

Hugo Liaño [II]

[I] Todos conocen la brillante carrera profesional de Hugo Liaño (Profesor de Neurología, Jefe de Servicio de Clínica Puerta de Hierro de Madrid, maestro de neurólogos, anterior Presidente de la Sociedad Española de Neurología), pero la mayoría ignora los ocultos valores de tan poliédrico personaje. Quien lea el prólogo reconocerá ue es un magnífico escritor, y un exagerado al comentar libros de sus amigos (gracias, Hugo). Para adivinar sus otras facetas, intenten acercarse a su mesa cuando inicia la tertulia.

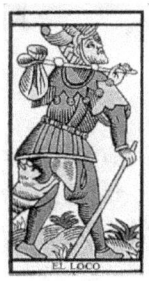

Introducción

El jardinero era inglés y había rebasado los cincuenta años cuando empezó a temblarle la mano izquierda. No había sufrido otras enfermedades, no tenía vicios, y en su vida habían regido la sobriedad y templanza, por lo que el Dr. Parkinson no halló explicación para tan extraño caso. Poco después, encontró un paciente similar y, en años siguientes, hasta cuatro enfermos más. El curioso médico, fiel al emprendedor espíritu de la época (la historia discurre a principios del XIX), se propuso desvelar el secreto.

Todavía no hemos descubierto el misterio de la enfermedad de Parkinson. Nos acercamos, la diagnosticamos, acumulamos datos epidemiológicos, coqueteamos con sus posibles causas y vamos ganando puntos en los remedios. Pero la enfermedad se nos resiste. Parece la historia de un cortejo: los científicos detrás de una enfermedad que se deja querer aunque sin rendir sus últimos bastiones, la verdadera etiología y su definitivo tratamiento.

La información disponible es inmensa y se me ha ocurrido seleccionarla y divulgarla... desde el otro lado. Me he quitado la bata para escribir este libro: estaba harto de hacer sólo de neurólogo. Ya he escrito otros libros "científicos", y ahora quiero aprovechar el lado oculto y lúdico de la ciencia para proponer una versión diferente de la enfermedad de Parkinson. Asumo el riesgo de incluir hipótesis propias, opiniones de amigos y citas de mis autores favoritos. Al fin y al cabo, un hombre sólo puede escribir el libro que lleva dentro.

Un clásico me enseñó que *el saber (como el querer) ha de ser aliñado* [I]. Y algo parecido leí recientemente: *el rigor científico científico debe ir acompañado de un sentimiento estético, y la verdad, además de verdadera, es divertida* [II].

Convencido por ambos, y con mejor o peor fortuna, he intentado aquí casar el conocimiento con la amenidad. En estas páginas no hay mentiras, sólo unas gotas de imaginación. Quizá imaginando soluciones, buscando, encontremos un día la verdad que... pudiera ser inesperada [III].

[I] Baltasar Gracián (1646): *El discreto* (XVIII: "De la cultura y aliño").

[II] José Antonio Marina (1993): *Teoría de la inteligencia creadora.*

[III] La frase completa, de Heráclito, es mucho más bella y la cito en el Epílogo; pero, por favor, lean antes las páginas intermedias.

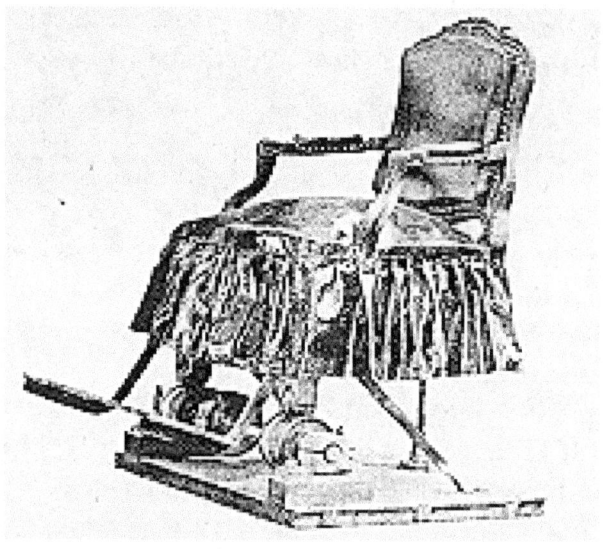

FIGURA 1. La "chaise trépidante" (silla trepidante) de Charcot, imitaba el traqueteo del tren y fue un tratamiento antiguo de la enfermedad de Parkinson (véase texto).

En el CAPÍTULO I recogemos aspectos históricos de esta enfermedad.

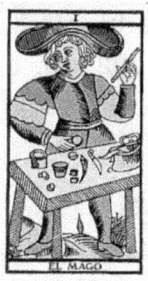

I. Historias para temblar

La enfermedad de Parkinson es un producto de la civilización moderna, clamaban científicos de principios de siglo, alarmados por el progresivo aumento de parkinsonianos. Pensaban que la culpa era de un tóxico nuevo, que habría aparecido con la revolución industrial, y que el exceso de fábricas estaba destrozando irreversiblemente el medio ambiente. Estas hipótesis eran avanzadillas ideológicas del ecologismo que hoy nos invade, y, bien visto, pudieran tener algo de razón (ya lo discutiremos más adelante). Pero lo cierto es que en la antigüedad ya existía la enfermedad de Parkinson.

TEMBLORES ANTIGUOS

Tanto Hipócrates como Galeno [II] habían descrito pacientes con con temblor. Sylvius [III] observó que, en ciertos enfermos, el temblor aparecía en reposo (*"tremor coactus"*) mientras que, en otros, al realizar un movimiento voluntario (*"motus tremulous"*). Y algo

---

[I] Hipócrates (h. 460-h.377 a.C.) y Galeno (h.129-h.201), ambos griegos, son las figuras más representativas de la medicina antigua.

[II] Sylvius de le Boe (1614-1672) tiene otros motivos para ser famoso: el acueducto de Silvio (un canal que une el tercer y cuarto ventrículos cerebrales) y la cisura de Silvio (el surco que separa los lóbulos temporal y frontal) hacen honor a su nombre.

parecido decía, un siglo después, Sauvages [II]: los temblores de reposo ("palpitaciones" les llamaba) desaparecen cuando el paciente intenta hacer algún movimiento.

MARCHA TÍPICA Y CARA TÍPICA

Algunos enfermos del siglo XVIII (los describe Gaubius) andaban de una forma que hoy definiríamos como marcha "festinante"[III], típica de la enfermedad de Parkinson. Y hay pinturas o esculturas de personas de cara inexpresiva (el síntoma que ahora llamamos hipomimia; o con posturas inclinadas, parkinsonianas.

Estas descripciones son aisladas, pero descartan que la enfermedad de Parkinson sea consecuencia de la civilización moderna. Sabemos que existía en siglos anteriores, aunque todavía no hemos aclarado si hay ahora más parkinsonianos que antes.

 La enfermedad es, pues, antigua, pero no se conocerá como tal hasta 1817, cuando James Parkinson publica su famoso trabajo [193].

[I] François Boissier de Sauvages fue uno de los pioneros (s.XVIII) en sistematizar los datos de la observación clínica de enfermos según las reglas de la taxonomía botánica: las enfermedades empezaron a clasificarse como " especies morbosas" del mismo modo que las plantase eran " especies vegetales")..

[II] En latín "festinare"= acelerar y el término "festinante" (acelerante) describe la típica marcha de estos enfermos que empiezan a andar, a pasos pequeños, pero cada vez más pidos, sin poder detenerse (más adelante la describiremos en detalle).

EL HETERODOXO JAMES PARKINSON

Eran malos tiempos para las monarquías europeas; en Francia ejecutaban a Luis XVI y a María Antonieta, y en Inglaterra se había organizado un plan para asesinar al Rey Jorge III. Pero los conspiradores fueron detenidos y la mayoría terminó en la horca; entre los que consiguieron escapar estaba nuestro hombre, uno de los primeros geólogos y paleontólogos ingleses [II], el exitoso editor de un compendio de química [III] que, en ratos libres, se dedicaba a lanzar panfletos contra los impuestos.

Pues bien, tan ecléctico personaje, James Parkinson (1755-1824), era en realidad un médico general, hijo de médico general, que iba a pasar a la historia por la genial descripción de una enfermedad que hoy lleva su nombre y que él denominó entonces *"parálisis agitante"* [IIII]. Y lo contó con el desparpajo que le caracterizaba. Ya en el prólogo reconocía sin empacho que lo que publicaba eran unas *"sugerencias precipitadas"*, porque *"en lugar de experimentos había empleado meras conjeturas"*.

Y admitía también que no había hecho exámenes anatómicos rigurosos, por lo que su tesis se fundaba en simples analogías. Encima se permitía "animar a otros para que amplíen mis investigaciones". Al fin y al cabo, hay que reconocer que la intuición (y Parkinson la tenía) es un atajo del conocimiento [IV].

[I] Sobre estas materias publicó diversas obras: "Esquemas de Orictología" y "Vestigios orgánicos del Mundo primitivo" (un tratado sobre fósiles "del mundo antediluviano").

[II] El compendio de química se titulaba "El libro de bolsillo químico" (o *Memoranda chemica*) y tuvo una buena acogida que requirió varias ediciones.

[III] *An essay on the shaking palsy*, London 1817.

[IV] La "intuición" es una característica de los genios que, como dice el filósofo Marina, permite a la inteligencia andar certeramente por caminos inciertos; el hombre creativo necesita menos información que el resto de los mortales para llegar a una conclusión.

La hipótesis ya está planteada; que lo demuestren otros, venía a decir.

DESCRIPCIÓN PRECISA E INCOMPLETA

Traduzco literalmente lo que James Parkinson decía de su enfermedad:

"Se caracteriza por una movilidad involuntaria temblorosa, con disminución de la fuerza muscular, en partes del cuerpo que están en reposo. Hay tendencia a inclinar el tronco adelante y a que el paseo se convierta de pronto en carrera. No se afectan los sentidos o la inteligencia".

La descripción es detallada y, básicamente, cierta, pero incompleta. Veremos sus carencias en el capítulo de síntomas. El mérito de James Parkinson fue cohesionar en un proceso (en un ente morboso[II] , o sea, en una enfermedad) una serie de síntomas que aparecían aislados. Y extraña la precisión con que cuenta los síntomas teniendo en cuenta que él apenas exploraba a sus enfermos (si lo hubiese hecho, no hubiese pasado por alto la rigidez). Pero tenía tal ojo clínico que los diagnosticaba "al pasar por la calle"; así "descubrió" dos de sus casos.

[I] El concepto de las enfermedades como "especies morbosas" (igual que se hace al estudiar las especies vegetales) alcanzó su plenitud con Thomas Sydenham (1624-1689), fue clave para el avance de la Medicina y es la base de la clínica moderna. Sin embargo hoy en día se replantea o matiza este concepto: véase, en el capítulo 19, la interesante respuesta del Dr. García de Yébenes a la pregunta ¿Se hereda la enfermedad de Parkinson?

LAS CÁRCELES ESPAÑOLAS PROVOCAN PARKINSON

El tercer paciente de los que describió Parkinson había servido en la Marina inglesa y tuvo la desgracia de perder una batalla contra las naves españolas. No se ahogó, pero fue apresado y permaneció durante varios años en una cárcel. El soldado, ya viejo, insistía en que las penalidades allí sufridas fueron la causa de su enfermedad.Aludía pues al estrés como posible mecanismo causal. También le interesaba la personalidad previa (premórbida[II]) de su primer enfermo: *"había llevado una vida en la que destacaba la templanza y la sobriedad"*. Y ahora, siglo y medio después, empieza a considerarse esta "hipótesis psicodinámica", o sea, la posibilidad de que alteraciones psíquicas o del carácter intervengan de alguna manera en el desarrollo de la enfermedad.

TRÍADA VIENE DE TRES [III]

Charcot[IIII] exploraba a sus pacientes con un método y meticulosidad de los que carecía James Parkinson. Por eso pudo describir (1880) que los parkinsonianos tenían "rigidez" [IIV], un síntoma cardinal de la enfermedad que había pasado desapercibido al genial pero heterodoxo británico. Tampoco le gustaba llamar "parálisis agitante" a un proceso en el que "ni hay

---

[I] Premórbido (de *pre*=antes de, y *morbus*=enfermedad) es todo lo que ocurre antes de que una enfermedad se manifieste realmente.

[II] Llamamos tríada al conjunto de tres síntomas que se dan a la vez; en la enfermedad de Parkinson la tríada "clásica" es temblor, rigidez e hipocinesia.

[III] Jean-Martin Charcot (1825-1893), padre de la Neurología clínica, fue un gran maestro del Hospital de la Salpêtrière, un antiguo arsenal que fue reconvertido y transformado en la primera clínica de enfermedades neurológicas; amaba tanto a los animales que había renunciado a experimentar con ellos.

[IV] La "rigidez" es un aumento del tono general que no se deduce de la simple inspección, es preciso explorar al enfermo, movilizando pasivamente una extremidad.

parálisis ni todos tiemblan"; y rebautizó el trastorno como enfermedad de Parkinson. Ya se había dicho que a los parkinsonianos les falta movilidad, pero Wilson (1929) insistió en que esto era especialmente importante, lo denominó acinesia [II], y lo puso al mismo nivel del temblor y la rigidez. Los tres síntomas configuraron la llamada "tríada clásica" de la enfermedad de Parkinson.

CORTAR LAS VENAS DEL CUELLO

Algunos tratamientos ordenados por Parkinson asustaban a sus pacientes. Imagínese que el neurólogo del ambulatorio le propone puncionar las venas del cuello para aplicar luego los denominados "vesicatorios", unos productos cáusticos que confieren a la herida un aspecto de vejiga o ampolla "fresca". Para mantener la ampolla abierta se inserta un pequeño trozo de carbón; de este modo nos aseguramos que se evacua una "suficiente cantidad" de pus y sangre para que así pueda "descongestionarse" la médula irritada.

PARKINSONIANO, VEN EN TREN

Algunos parkinsonianos "mejoraban", caminaban más "sueltos", después de un largo trayecto en tren; o, al menos, eso creyó observar Charcot. Diseñó entonces una especie de silla a la que acopló una manivela y una serie de engranajes y palancas (figura 1, al comienzo del capítulo).
El paciente se sentaba, un ayudante hacía girar la manivela y el mecanismo producía un movimiento, una especie de "traqueteo" que recordaba al de los trenes. El artilugio fue bautizado como

---

[I] En la acinesia (del griego, a- ausencia, y cinetos -movimiento-) hay una falta movimiento pero no existe parálisis o debilidad muscular real. Cuando el déficit de movimiento no es completo (lo habitual) es más correcto llamarla hipocinesia ("poco movimiento").

chaise trépidante (silla trepidante o "temblorosa") pero no fue precisamente un éxito como tratamiento (aparentemente)[II].

SE DESCUBRE EL DAÑO CEREBRAL

El propio Parkinson reconocía que no le gustaban las autopsias ni las salas de disección. Esta laguna en Anatomía podría explicar sus errores al localizar el daño original. Pensaba que la enfermedad atacaba el bulbo y la médula espinal del cuello, zonas de paso de los impulsos que el cerebro manda a los miembros, que por eso quedarían interrumpidos.

Fue Tretiakoff (1919) quien descubrió que la lesión básica asentaba en la sustancia nigra [III], una pequeña zona del mesencéfalo (la parte alta del tronco cerebral) que se llama así por el color oscuro que le da su alto contenido en hierro. Esta pigmentación va disminuyendo con el paso del tiempo en todas las personas, pero esa pérdida resulta espectacularmente rápida en los pacientes con enfermedad de Parkinson. En cadáveres puede distinguirse, a simple vista, la diferencia entre el mesencéfalo de un sujeto normal (con esa zona oscura) y un parkinsoniano (muy pálida); y para ello no se necesitan ni microscopio ni tinciones especiales.

[I] Digo aparentemente porque, hasta cuando desbarran, los genios (como los poetas) tienen percepciones de la realidad ocultas a los otros mortales y que podrían ser aprovechadas "de otra forma": véase más adelante, *"Un viaje en tractor"*, subapartado del capítulo XVI sobre "Tratamientos curiosos, dudosos y heterodoxos".

[II] No confundir con "sustancia gris", término que se refiere a la corteza cerebral y otras zonas en las que se sitúan preferentemente los cuerpos de las neuronas, en oposición a la "sustancia blanca", que se asigna a los lugares atravesados fundamentalmente por los axones o prolongaciones largas de esas células.

FALTA DOPAMINA

La sustancia nigra va perdiendo pigmento conforme van muriendo sus neuronas. Estas neuronas producen un neurotransmisor[I], la dopamina; lógicamente, cuando van quedando menos células, hay menos cantidad del neurotransmisor. Carlsson y Hornikyewicz, a finales de los años 50, descubrieron que en el cerebro de los parkinsonianos había poca dopamina. A partir de entonces, se investigó buscando fármacos que pudieran aumentar la concentración de ese neurotransmisor en el sistema nervioso.

UNA PELÍCULA CON BASE REAL

Quien ha visto la película "Despertares" o ha leído la novela original [212] tiene una visión aproximada (un poco exagerada) de lo que experimenta un parkinsoniano cuando toma por primera vez levodopa. Esta sustancia fue utilizada en enfermos a partir de 1961 [III], obteniéndose éxitos espectaculares en pacientes hasta entonces desahuciados.

La levodopa es un precursor de la dopamina, el neurotransmisor que le falta a los parkinsonianos. Cuando se toma vía oral, la levodopa se convierte en pocos minutos en dopamina y ésta puede ser utilizada por el cerebro. Se compensa así la deficiencia que existía y la movilidad del sujeto mejora impresionantemente, sobre todo en los primeros meses de tratamiento. La enfermedad de Parkinson fue así el primer trastorno degenerativo del sistema nervioso en el que se

---

[I] Neurotransmisor es el mensajero químico entre neuronas, una sustancia que una neurona envía a otra para transmitirle un mensaje.

[II] Los pioneros fueron Birkmayer y Barbeau.

conseguía un tratamiento sintomático eficaz.

LUNA DE MIEL Y LUNA DE HIEL

Durante bastantes meses (hasta uno o dos años) los resultados del tratamiento son muy buenos, sorprendentes para el paciente y los que le conocían. Es lo que, en tono poético no exento de ironía, se conoce como "luna de miel" con la levodopa. Pero, poco a poco la levodopa empieza a perder eficacia . Cada vez se necesita más cantidad del medicamento para mantener una movilidad aceptable. Incluso con dosis altas, los efectos ya duran poco. Se está iniciando la temida "luna de hiel" del paciente y su medicación. En los meses siguientes, ese tiempo "de buen efecto" se acorta progresivamente y el parkinsoniano se hace "dosis-dependiente": sólo está bien unos pocos minutos después de cada toma del fármaco.

Más adelante, ni siquiera está seguro de cuándo le hace efecto la medicación. Sus posibilidades de movimiento son cada vez menores y, además, no puede predecir cuándo estará bien y cuándo mal. Estas oscilaciones de su capacidad se acompañan de otros trastornos, unos debidos al incremento de las dosis y otros por la propia evolución de la enfermedad: tiene alucinaciones, pierde memoria, hace gestos con la cara o posturas raras con el pie, etc. Al final, el paciente puede quedar postrado en un sillón, o incluso en la cama, incapaz ya de casi cualquier movimiento.

NUEVOS TRATAMIENTOS

Por fortuna, la situación ha mejorado notablemente. La levodopa se usa más racionalmente (se retrasa su administración, se hace a dosis bajas, se usan formas retardadas). Y han aparecido nuevos fármacos (agonistas y otros ayudantes) que resultan hoy imprescindibles.   La estrategia de tratamiento debe además "diseñarse individualmente" para evitar, o al menos demorar, las complicaciones.

El parkinsoniano que empezamos a tratar debe tener una idea clara: lo primero es que el médico "no estropee" su enfermedad, que no use un exceso de medicación que "quemaría" prematuramente las reservas disponibles. Cualquier neurólogo conoce y aplica estas normas [II]. A los aspectos actuales del tratamiento (médico, rehabilitador y quirúgico) dedico varios capítulos (IX al XVII). Y los tratamientos del mañana son ya casi de hoy: no se pierdan el esperanzador capítulo XX (*"Cualquier tiempo futuro será mejor"*), escrito por el Dr. Román Alberca

CÉLEBRES PARKINSONIANOS

Muchos personajes famosos sufrieron enfermedad de Parkinson. Entre ellos destacan los políticos (¿tendrá su especial dedicación algo que ver en esto?).

El primer ilustre parkinsoniano que conocemos era alemán, político y filósofo del lenguaje: William Humboldt (1767-1835). Escribió una serie de cartas[119] en las que cuenta detalladamente su enfermedad; en algunos aspectos, su descripción de los síntomas es casi tan completa como la del ensayo de James Parkinson que, obviamente, no conocía. Habla del temblor de reposo, de los problemas al escribir, de una "torpeza especial" para ejecutar movimientos complejos, comenta con lucidez su acinesia, fue el primero en hablar de micrografía y reparó en la

---

[I] En el capítulo XIX Juan José Ochoa responde a una pregunta concreta: ¿Cuándo y cómo comenzar el tratamiento?

típica postura parkinsoniana. Pero él no pensaba que se trataba de una verdadera enfermedad sino de un *"proceso de envejecimiento acelerado, debido a la muerte de su esposa"* (adelantaba la moderna hipótesis de que el estrés puede ser un mecanismo de la enfermedad).

Los españoles de más de cuarenta años han podido seguir cómo evolucionaba la enfermedad de Parkinson del general Franco a través del noticiero semanal (el célebre No-Do) o la televisión. Adolfo Hitler y Mao-Tse-Tung son otros políticos afectados.

Entre los no políticos (aunque en cierto modo lo son), podemos citar al papa Wojtila (Juan Pablo II) y al boxeador Cassius Clay (Mohammed Ali); éste último no es seguro que se trate de una verdadera enfermedad de Parkinson, sino que podría ser un "parkinsonismo" de origen traumático la causa del temblor y rigidez del púgil. Los múltiples traumatismos cráneo-encefálicos, provocan lesiones repetidas microscópicas que dañan irreversiblemente la sustancia nigra o zonas más amplias del cerebro (en este caso se produciría además un déficit de memoria y otras funciones intelectuales, lo que se denomina demencia pugilística.

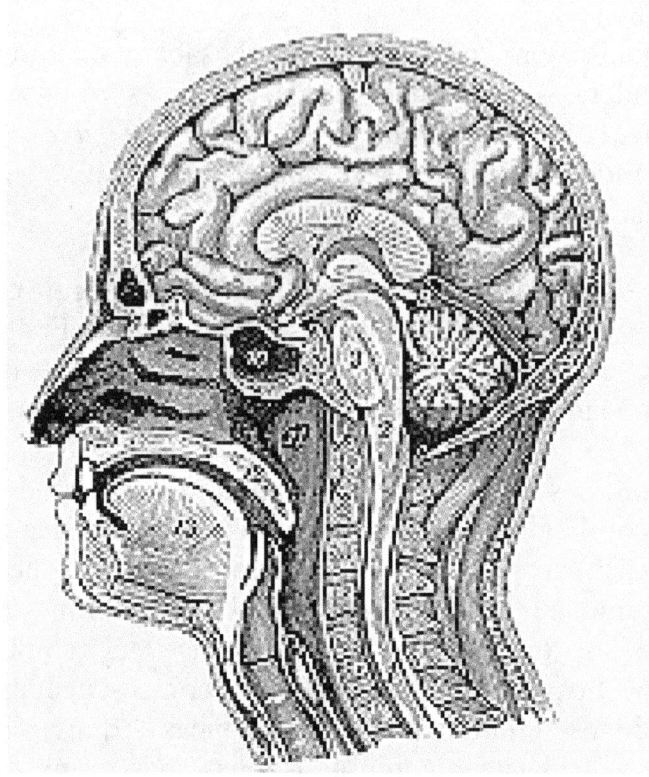

FIGURA 2. Sección sagital de la cabeza y cuello; la flecha señala el mesencéfalo, donde está la sustancia nigra, que es la zona que se lesiona en la enfermedad de Parkinson.

En el CAPITULO II estudiamos en qué consiste esta lesión y el concepto de enfermedad de Parkinson.

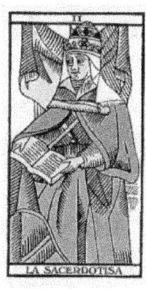

II. ¿Qué es la enfermedad de Parkinson?

La enfermedad de Parkinson es un proceso neurológico crónico; se caracteriza por una lesión anatómica (en la sustancia nigra), un déficit bioquímico (falta dopamina) y una serie de síntomas, que son consecuencia de lo anterior (temblor, rigidez, hipocinesia [II]).

LA SUSTANCIA NIGRA PALIDECE

En la enfermedad de Parkinson y en los "parkinsonismos" [III] la zona que más se altera es la *sustancia nigra* [IIII], situada en la parte alta del tronco del encéfalo (lo que se conoce como mesencéfalo). Sus neuronas contienen mucho hierro por lo que son más oscuras de lo normal , y producen dopamina [IIV].

[I] Hipocinesia: del griego *hipos* (poco, escaso) y *cinetos* (movimiento): síntoma que consiste en que disminuye la movilidad del sujeto. Si la hipocinesia es muy intensa se habla de "acinesia" (ausencia de movimiento).

[II] La enfermedad de Parkinson es la que describió el famoso médico inglés; los "parkinsonismos" (o síndromes parkinsonianos) son otros procesos patológicos en que los síntomas se parecen a los de la enfermedad de Parkinson (véase más adelante).

[III] No se debe confundir *sustantia nigra* (sustancia negra), el pequeño núcleo que se lesiona en la enfermedad de Parkinson, con la sustancia gris: el sistema nervioso central está compuesto de sustancia gris (donde se acumulan el cuerpo y dendritas de las neuronas) y sustancia blanca (formada por la unión de axones).

[IV] La dopamina es una sustancia química que utilizan algunas neuronas para conectarse entre sí. Las neuronas de la sustancia nigra emiten unas largas prolongaciones (axones) para conectarse con los núcleos estriados, y lo hacen utilizando la dopamina.

En la enfermedad de Parkinson se van muriendo rápidamente las neuronas de la *sustancia nigra* con lo que esta zona se vuelve más pálida, cada vez se produce menos dopamina[II], y se dificulta más la conexión de la sustancia nigra con el estriado. Esto es lo que va a producir los síntomas principales de la enfermedad de Parkinson: la rigidez, el temblor, la dificultad para realizar determinados movimientos. La mayor parte de las veces no se sabe por qué mueren las células de la *sustancia nigra*, y se habla de enfermedad de Parkinson o parkinsonismo "idiopático" [III].

¿ENFERMEDAD DE PARKINSON O SÍNDROME PARKINSONIANO?

Son dos cosas distintas, aunque en algunas personas coincidan ambas. La enfermedad de Parkinson es el proceso que bastante aproximadamente describió James Parkinson[193] en 1817. Sabemos que se produce una degeneración [III] primaria de la sustancia nigra, hemos avanzado mucho en su diagnóstico y tratamiento pero no conocemos aún su causa o etiología precisa (sigue siendo una enfermedad "idiopática").

Por otro lado, hay procesos diferentes a la enfermedad de Parkinson pero que se presentan con síntomas parecidos. Se habla entonces de que tienen un síndrome parkinsoniano o un " parkinsonismo" (o sea, un conjunto de síntomas similar al de los que padecen la enfermedad de Parkinson)[IIV].

[I] En la enfermedad de Parkinson el déficit principal es de dopamina pero también faltan otros neurotransmisores como serotonina, noradrenalina y acetilcolina.

[II] *Idiopático* se utiliza en Medicina para designar un proceso patológico o una enfermedad cuya causa no conocemos.

[III] Tal degeneración es una abiotrofia, como la describía Gowers: una decadencia prematura y selectiva de una población de neuronas relacionadas funcionalmente.

[IV] Todas las personas con enfermedad de Parkinson presentan síndrome parkinsoniano.

MUCHAS CAUSAS PARA UNA LESIÓN

En los " parkinsonismos" la lesión principal es la misma, la *sustancia nigra,* pero hay causas conocidas: tumores, infecciones, tóxicos (intoxicación por monóxido de carbono), o fármacos (síndrome parkinsoniano en sujetos que han tomado de modo prolongado ciertos medicamentos). Por eso, algunos casos de síndrome parkinsoniano requieren un tratamiento diferente a la enfermedad de Parkinson, o incluso ser reversibles: "curarse" o mejorarse espontáneamente al suprimir el factor que los provocaba.

MARCADORES DE LA ENFERMEDAD

En la verdadera enfermedad de Parkinson las neuronas dañadas tienen siempre unas partículas peculiares, pequeñas inclusiones eosinófilas que se denominan cuerpos de Lewy. No se sabe si la causa es un defecto de la propia neurona o si se trata de una toxina externa que la lesiona, pero siempre están; los cuerpos de Lewy son pues verdaderos marcadores [II] de la enfermedad de Parkinson[III].

DESPUÉS DE LOS 100 AÑOS, ¿TODOS PARKINSONIANOS?

En lo que sí hay acuerdo es en que el Parkinson es una enfermedad de la segunda mitad de la vida. Hay una

---

Pero muchos sujetos con síndrome parkinsoniano no tienen, ni tendrán, enfermedad de Parkinson.

[I] Se denomina *marcadores* de una enfermedad a los signos o datos que la caracterizan, sean anatómicos, bioquímicos, radiológicos o de otra índole.

[II] Aunque el 10 % de las personas "sanas" de más de 60 años tiene cuerpos de Lewy.

degeneración que podríamos llamar "normal" de la sustancia nigra con el paso de los años. A un parkinsoniano sólo le quedan, aproximadamente, 100.000 células en su sustancia nigra.

Desde que nacemos vamos perdiendo células, de modo que una persona "normal" de 80 años tiene sólo 200.000. Esto significa, al menos, que la edad hace más vulnerable al Parkinson. Se plantea además una cuestión clave: si un niño tiene 425.000 células y un anciano"normal" sólo 200.000, lo lógico es que se siguieran perdiendo neuronas con el paso del tiempo. Y si llegásemos a vivir 100-150 años, ¿seríamos todos parkinsonianos?

PARKINSON Y ALGO MÁS

La expresión Parkinson "Plus" ("Parkinson y algo más") se aplica a algunas enfermedades neurológicas que, al igual que la enfermedad de Parkinson, son degenerativas y de causa desconocida, pero en las que, además del daño de la sustancia nigra, se producen lesiones muy importantes en otros centros y vías nerviosas, como diversos núcleos del tronco del encéfalo, la corteza cerebral, el cerebelo o la vía piramidal.

Son enfermedades más graves que la enfermedad de Parkinson porque las lesiones son mas extensas e intensas, son de tipo degenerativo (envejecimiento prematuro de las neuronas), no hay tratamiento definitivo y las medicaciones sintomáticas, que alivian bastante la enfermedad de Parkinson, son aquí menos efectivas.

NO TODOS LOS TEMBLORES SON ENFERMEDAD DE PARKINSON

Para muchos, todos los temblores son "Parkinson", y este extendido prejuicio debe ser desterrado de inmediato. Cuando una persona empieza a temblar, sus familiares, sus conocidos e incluso algunos profesionales sanitarios, suelen "diagnosticar" rápidamente (y, muchas veces, de modo equivocado) que se trata de una enfermedad de Parkinson. Es cierto que la mayoría de los pacientes con enfermedad de Parkinson tiembla, pero hay muchos temblores que no tienen nada que ver con esa enfermedad: temblor fisiológico, esencial, timopático, cerebeloso, etc (véase el capítulo VII sobre "Diagnóstico").

NO TODOS LOS PARKINSONIANOS TIEMBLAN

¿Cómo va a ser enfermedad de Parkinson si no tiembla? Todos los neurólogos hemos oído esto en repetidas ocasiones, tras diagnosticar una enfermedad de Parkinson del predominio hipocinético-rígido (o sea, en la que predomina la ausencia de movimientos o la rigidez pero sin temblor).

De hecho, lo más característico de la enfermedad de Parkinson no es el temblor sino la falta de movilidad (hipocinesia o acinesia) que suele, además, ser el primer síntoma en aparecer. Lo que ocurre es que la hipocinesia pasa desapercibida al principio, mientras que el temblor, mucho más "llamativo", es lo primero en hacer pensar al paciente, o a sus familiares, que algo no marcha bien.

La mayor parte de los pacientes acude al médico cuando aparece el temblor, pero para entonces suele haber una rigidez o una falta de movilidad que el especialista no pasará por alto.

Hay muchos enfermos de Parkinson que nunca llegan a temblar, o que tiemblan muy poco, y éstos son los casos más difíciles de diagnosticar; se retrasa así el beneficio que obtendrían con un tratamiento adecuado.

NO TODOS LOS PARKINSONIANOS SON VIEJOS

La enfermedad de Parkinson suele empezar entre los 60-70 años, pero otros empiezan mucho antes, incluso a los 20 ó 30 años. Estos casos juveniles son muy raros y, siempre que encontremos un paciente joven con síndrome parkinsoniano, debemos suponer, hasta que no se demuestre lo contrario, que no se trata de enfermedad de Parkinson, y agotar la búsqueda de otras causas.

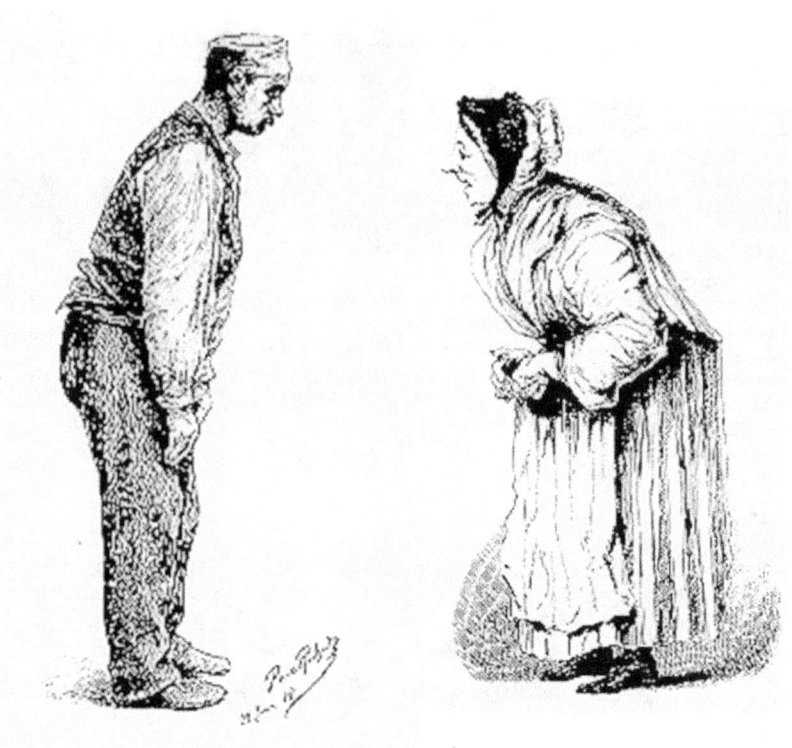

FIGURA 3 (A y B). Pacientes parkinsonianos según los clásicos dibujos de Paul Richer (1888).

En el CAPITULO III veremos quiénes sufren la enfermedad de Parkinson (Epidemiología) y las deducciones que se pueden hacer sobre sus causas (Etiología) y mecanismos de producción (Patogenia).

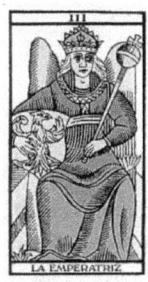

III. ¿Quiénes sufren enfermedad de Parkinson?

Ignorancia es lo que esconde el médico cuando dice que una enfermedad es "idiopática". La enfermedad de Parkinson es "idiopática", lo que simplemente significa que no sabemos todavía su causa (su etiología). Sin embargo sí conocemos bastante los mecanismos por los que se desarrolla (su patogenia), o la frecuencia con que aparece y cómo se distribuye en los diferentes países y grupos humanos (la epidemiologia).

EL RASTRO EPIDEMIOLÓGICO

Cuando no sabemos qué es lo que produce una enfermedad, recurrimos a la epidemiologia. Nos dedicamos entonces a estudiar, y a sacar conclusiones, del modo en que se distribuye según factores como la edad o el sexo (¿se da más en jóvenes o en viejos? ¿en mujeres o en hombres?); o si predomina en ciertas áreas geográficas o socio-culturales (si se afectan más los del norte o los del sur, los europeos o los africanos, los habitantes de la costa o los de interior). Otros atienden a diferencias entre las razas (hay enfermedades que se dan más en judíos, en negros o en blancos) o en determinadas características individuales (alimentación, nivel educacional, consumo de tabaco, etc.). El hecho de que se dé más en determinados grupos puede orientarnos a encontrar un factor causal que predomine en ese conjunto de población.

UNA NUMEROSA COMUNIDAD

El neurólogo de ambulatorio ve cuatro o cinco parkinsonianos por cada paciente con esclerosis múltiple o tumor cerebral. Después de las afecciones cerebro-vasculares y de las epilepsias, la enfermedad de Parkinson es el trastorno neurológico más frecuente.

Los estudios epidemiológicos [II] nos hablan del número de casos casos "nuevos" que aparecen cada año (incidencia) y del número de casos que hay en un momento determinado (prevalencia)[III]. En una ciudad de 100.000 habitantes, cada año aparecerían 20 casos nuevos de enfermedad de Parkinson (decimos entonces que su incidencia es de 20 por cien mil)[IIII]. Pero estos casos nuevos se acumulan obviamente a los de años anteriores, por lo que, en un momento dado, en esa ciudad teórica de cien mil habitantes, el número de personas afectadas por la enfermedad es mucho mayor, aproximadamente 200 (la prevalencia sería 200 por cien mil).

En una provincia pequeña, como Granada (800.000 habitantes), habría unos 1600 afectados. Las personas de más edad se

---

[I] El que sabe bastante de epidemiología es mi amigo Jesús Acosta. En el capítulo 19 habla de esto con más criterio, y con experiencia directa; si el lector encuentra alguna contradicción entre lo que uno y otro decimos, el equivocado soy yo.

[II] Incidencia es el número de casos nuevos de una enfermedad que aparecen en un año. Prevalencia de una enfermedad es el número de pacientes que existen en un momento dado en determinada zona. Habitualmente se expresan para 1.000 o 100.000 habitantes.

[III] Las estadísticas varían según los autores y grupos étnicos analizados; habitualmente se da una prevalencia entre 84 y 270 por cien mil habitantes [171].

encuentran más afectadas y las cifras se disparan: entre las personas mayores de 55 años, uno de cada 100 tiene enfermedad de Parkinson[188], y entre los de más de 65 años, las cifras se duplican (el 2 % son parkinsonianos).

UN MILLÓN DE ESPAÑOLES TENDRÁ PARKINSON

Si aplicamos a toda España estas cifras de prevalencia e incidencia, significa que, en este momento hay más de 80.000 españoles con Enfermedad de Parkinson y que cada año se añadirán otros 8.000. Si, además, tenemos en cuenta la expectativa de vida de la población general (de 74 a 79 años) podríamos calcular el riesgo de desarrollar la enfermedad en cualquier momento de la vida.

Según estos cálculos, para una población de nuestra raza (caucásica), el riesgo es de 2.400 casos por 100.000 habitantes, o sea, del 2.4 % [105, 151]. Eso supone que de los 41 millones de españoles actuales, más de un millón tienen o tendrán enfermedad de Parkinson en algún momento de su vida.

VARÓN BLANCO DEL NORTE QUE VIVE EN EL CAMPO

Las diversas estadísticas suelen mostrar que entre los parkinsonianos hay más varones que mujeres y más blancos que negros; y que los habitantes de las regiones del norte o de zonas rurales se afectan más que los que viven en el sur o en ciudades.

La diferente afectación según el sexo es en general menos relevante, salvo en algunos estudios realizados en China* en que los varones aparecen mucho más afectados que las mujeres.

Se ha elucubrado sobre si la pigmentación de la piel protege de la enfermedad de Parkinson. Los negros de África la presentan con menor frecuencia que los blancos, pero también menos que los de la misma raza que viven en Estados Unidos [225].

Lo de que el campo es saludable es un falso mito, al menos en lo que se refiere a la enfermedad de Parkinson. Entre los que viven en zonas rurales hay más parkinsonianos [20], aunque parece que con lo que se relaciona más es con el uso local de pesticidas.

FRUTA SÍ, AGUA DE POZO NO

Para prevenir la enfermedad de Parkinson debe tomarse mucha fruta y evitar beber agua de pozo. Al menos esa es la conclusión a de algunos estudios epidemiológicos que demuestran que los parkinsonianos toman pocas frutas y verduras, y durante su infancia han utilizado como bebida habitual agua procedente de pozos [II].

MENOS JAQUECAS Y MENOS TUMORES

Es raro que un parkinsoniano tenga jaqueca. Lo cierto es que los que padecen migraña mejoran a partir de los 50-60 años, época en que suele aparecer la enfermedad de Parkinson pero, de todas formas, existe una relación negativa entre ambos procesos. Otro

---

[I] La abuela de un famoso neurólogo (que ha llegado a ser representante español ante la Federación Mundial de Neurología) tenía un pozo. El nieto, hace muchos años, tomaba allí sus buenos tragos de agua fresca. Y ha tenido la amabilidad de comentarnos su experiencia en el capítulo 19, cuando le pregunto si se adquiere la enfermedad de Parkinson.

tanto ocurre con los tumores o neoplasias, que son menos frecuentes de lo esperado en los pacientes de Parkinson.

FUMAR ES UN PLACER

La cupletista de la famosa película [II] tenía razón: *fumar es un placer*. Y lo avalan sesudos investigadores: el placer de fumar se produce por dos mecanismos. Uno se conocía hace tiempo: la nicotina aumenta en el cerebro la cantidad de dopamina, precisamente la sustancia que falta en los parkinsonianos. Y el segundo mecanismo se ha encontrado recientemente [84]: hay algo en el humo del cigarrillo, que no es sólo la nicotina, que produce adicción, y que disminuye los niveles de la enzima MAO B; y cuando baja este enzima, sube la dopamina [III]. Esto explicaría por qué hay menos riesgo de Parkinson entre los fumadores . Esto también facilita que el alcohol (y la cocaína) resulten más agradables para los fumadores.

RATONES FUMADORES

Fumadores pasivos, se entiende. Algunos investigadores exponen a ratones al humo del tabaco o les administran nicotina directamente y estudian los cambios producidos bien en sus niveles de dopamina o en los efectos que determinadas lesiones "parkinsonoides" les provocan. En casi todos los casos, el tabaco

---

[I] Sara Montiel, en "El último cuplé"

[II] Precisamente, eso hace uno de los medicamentos para la enfermedad de Parkinson, la selegilina (inhibidor de la MAO B). Los fumadores tienen un 40 % menos de la enzima MAO B que los no fumadores y que los ex-fumadores, y esto no es la nicotina sola la que lo hace.

y la nicotina produce un aumento de las sustancias que faltan en la enfermedad de Parkinson [135, 226].

TABAQUISTAS Y ANTITABAQUISTAS

Escrito está en todas las cajetillas de tabaco: fumar perjudica la salud. Y todos estamos de acuerdo: en conjunto, el tabaco es más malo que bueno. Pero hay muchos que defienden que algo bueno tiene. Los fumadores tienen menos probabilidad de padecer colitis ulcerosa, enfermedad de Parkinson o enfermedad de Alzheimer [II].

En lo que se refiere al Parkinson, no he encontrado a nadie que diga que hay más entre los que fuman. Hay un grupo que no encuentra diferencias claras entre fumadores y no fumadores [95, 206, 208, 232]. Pero la mayoría de autores, en mayor o menor medida, con una u otra explicación, han encontrado que a más tabaco, menos Parkinson, y son muchas las citas [21, 46, 50, 62, 103, 110, 117, 129, 137, 146, 184, 222, 243].

LA DOPAMINA AUMENTA EL DESEO

Algunos toman la causa por el efecto. Dicen que a los que apetece fumar "previamente" tenían niveles altos de dopamina. Y que, por el contrario, las personas que ya tienen poca dopamina (los parkinsonianos o pre-parkinsonianos) tendrían menos deseos de fumar. Pues entonces, también podría ser que han dejado de fumar porque están empezando con la enfermedad de Parkinson [174]. ¿Y no será que por dejar de fumar apareció el Parkinson? Eso parece demostrar un hecho curioso descrito recientemente[44]: si a un fumador empedernido se le suprime bruscamente el tabaco, tras un breve intervalo de abstinencia aparecen síntomas motores parecidos a los parkinsonianos. De

---

[I] La enfermedad de Alzheimer coincide, *sensu lato*, con la temida " demencia senil".

hecho, el Parkinson es frecuente entre ex-fumadores [174]: ¿quizá porque han abdicado de unas tendencias psicológicas previas?

TABACO EN EL MANICOMIO

A los esquizofrénicos se les dan determinados medicamentos (neurolépticos) que suelen   producirles cierto grado de parkinsonismo. Pues bien, se ha demostrado que los esquizofrénicos que fuman desarrollan menos parkinsonismo aunque se les administren tranquilizantes a dosis más grandes y durante más tiempo [62, 77, 222].

TABACO PARA EL PARKINSONIANO

Ya sé que todo lo que sigue puede ser tomado en mi contra por las ligas antitabaco, pero los hechos son tozudos, y los doy apoyado en bibliografía seria: si damos un cigarrillo a un parkinsoniano mejoran sus síntomas durante diez a veinte minutos [126]. También les viene bien, aunque los resultados son menos claros, masticar un chicle de nicotina o colocarse un parche de nicotina [78]. Y, encima, los fumadores conservan mejor el oído, posiblemente porque el tabaco aumenta la melanina de la sustancia nigra y de la cóclea [107].

UN MEDICAMENTO LLAMADO NICOTINA

Un representante de Tabacalera se atrevió a decir públicamente que el tabaco tenía algunas virtudes y fue vituperado por numerosos medios de comunicación y por los militantes antitabaco. Pero, al menos en parte, tenía razón.

No se trata de inducir a nadie a fumar, pero es un hecho científico incontrovertible que, en su forma pura, la nicotina tiene potentes acciones [II] que pueden ser utilizadas terapéuticamente [137, 158]. La nicotina influye en el procesamiento de la información cerebral a través de diferentes procesos, como la atención, la evaluación del estímulo y la selección de la respuesta. También es posible que los efectos predominantes de la nicotina difieran de un individuo a otro, al igual que distintas personas fuman por diferentes causas [158].

Se ha demostrado en autopsias que en determinadas áreas cerebrales (corteza frontal y temporal, hipocampo y núcleo caudado) los receptores de nicotina están disminuidos en parkinsonianos y en pacientes con enfermedad de Alzheimer [209]. Y que la nicotina administrada crónicamente aumenta estos receptores lo que abre el camino para su uso terapéutico en determinadas enfermedades neurológicas degenerativas [129, 250].
Más aún, entre los parkinsonianos unos tienen demencia y otros no. Pues bien, entre los fumadores hay menos Parkinson, pero si les da Parkinson es menos probable que asocie demencia (que es más frecuente entre los no fumadores) [222].

No sabemos el modo en que lo hace, pero lo que queda claro es que la nicotina protege o produce mejorías en la enfermedad de Parkinson, enfermedad de Alzheimer, enfermedad de los tics de Gilles de la Tourette, colitis ulcerosa y apnea del sueño. Nuestra certeza sobre estos beneficios es variable. Hay que investigar otras aplicaciones terapéuticas de esta interesante sustancia [137,

---

[I] La nicotina actúa en casi cualquier sistema fisiológico corporal: se une a los receptores nicotínicos tanto en sistema nervioso central como en el sistema nervioso autónomo; refuerza la neurotransmisión dopaminérgica central; facilita determinadas "performances", según algunos a través de un aumento del "arousal".

186
.

NI FUMAN, NI BEBEN NI...

Otros dicen que es que los parkinsonianos varones son muy raros. Que tienen un personalidad especial desde antes de caer enfermos[II] y que, por eso, evitan consumir tóxicos como el tabaco y alcohol, aunque toleran hábitos sociales más aceptados, como el café [140]. Porque tampoco beben mucho: al igual que el tabaco, hay un menor consumo de alcohol entre los parkinsonianos [183, 244]. Y esto enlaza con la personalidad premórbida... y postmórbida.

LOS PARKINSONISMOS CONOCIDOS

Hasta ahora hemos hablado sobre supuestas causas o etiologías de la enfermedad de Parkinson, sin que ninguna se halla comprobado, por eso decimos que sigue siendo idiopática. Hay otros parkinsonismos (con síntomas parecidos aunque no idénticos a la verdadera enfermedad de Parkinson) que sí tienen una causa concreta, plenamente identificada, ya sea un tóxico, un medicamento, una infección u otro tipo de enfermedad.

Así hay parkinsonismos asociados a enfermedades infecciosas (diversas encefalitis), metabólicas (hipoparatiroidismo, enfermedad de Wilson con acúmulo de cobre), vasculares (infartos múltiples del cerebro) o degenerativas (los denominados parkinsonismos "plus" en los que además de la sustancia nigra se

---

[I] Hablamos de la discutida personalidad "premórbida" de los parkinsonianos. Premórbido (del latín, pre -antes de- y morbus -enfermedad-) se aplica a las características u otros hechos que se dan antes de que aparezca la enfermedad propiamente dicha.

afectan otros centros o vías nerviosos). Con mucho, los parkinsonismos más frecuentes son los producidos por el uso prolongado de diversos medicamentos (véase más adelante). En ocasiones el parkinsonismo es consecuencia de tumores (de los ganglios de la base) o de diversas intoxicaciones (MPTP, monóxido de carbono).

ENFERMEDAD PROFESIONAL DE BOMBEROS

Lo encontré en una de mis navegaciones por Internet: un grupo de bomberos estaba recabando datos para conseguir que las autoridades sanitarias considerasen el Parkinson una enfermedad "profesional" de los apagafuegos.

Mi primera impresión fue de incredulidad, pero luego no lo vi tan disparatado. ¿No se ha demostrado que la intoxicación por monóxido de carbono produce parkinsonismo? ¿Cuánto monóxido, y otros gases tóxicos, inhala un bombero durante su vida profesional? No sólo no es disparatado, sino que resulta lógico, y además justo, apoyar a esa asociación: contarán con mi voto.

AQUÉLLOS MEDICAMENTOS TRAJERON ESTE PARKINSON

Ante la sospecha de enfermedad de Parkinson lo primero es hacer es una lista de los medicamentos toma o ha tomado en años previos. Porque muchos medicamentos producen o adelantan la enfermedad de Parkinson, o la mantienen o la empeoran. Y esto es más aparente en personas de edad. Los más comunes son: hipotensores, calcio-antagonistas, psicolépticos, algunos sedantes (como el lorazepam o sulpiride), antivertiginosos y antieméticos. Curiosamente, en los jóvenes estos mismos fármacos suelen producir cuadros distónicos o extraños. Si una persona empieza con movimientos involuntarios (ya se trate de temblores, tics u otros) hay que preguntarle siempre si ha tomado alguno de estos medicamentos.

EL CASO DE LA HEROÍNA ADULTERADA

El paciente de la sala de urgencias (un hospital californiano, estamos en 1982) [II] era un joven heroinómano pero parecía un viejo parkinsoniano: aparte del temblor, su falta de movilidad era impresionante, aparecía "congelado" e incapaz de hablar.

Se trataba de un caso de Parkinson aparentemente típico... si tuviese 60 ó 70 años. Entonces el paciente consiguió por señas que le dejasen un lápiz y papel sobre el que su mano temblorosa escribió: *"Mi novia Ana está igual que yo"*.

Ana tenía 32 años y la encontraron en su casa en el mismo desesperante estado de rigidez y temblor. Ambos eran drogadictos, pero ¿cómo dos jóvenes pudieron desarrollar, a su edad y en poco tiempo, una enfermedad crónica propia de personas mayores?

El misterio empezó a desvelarse cuando aparecieron otros

[I] El hospital era el Santa Clara Valley Medical Center; la fecha exacta, 16 de julio de 1982, el paciente, de 42 años, se llamaba John y le atendió el Dr. J.W.Langston. Los detalles de la historia los he obtenido del interesante libro de Sue Dauphin "Parkinson's disease: the mistery, the search and the promise" (1992) jóvenes parkinsonianos procedentes del mundo de la droga. Algo había producido un trastorno con síntomas idénticos a los de la enfermedad de Parkinson, e incluso las lesiones anatómicas (en algunos que murieron) eran muy similares. Las investigaciones llevaron a un lugar común: todos habían consumido una heroína sintética, que había sido adulterada. Y finalmente se encontró el tóxico causante: la MPTP (metilfenil-tetrahidro-piridina).

ANIMALES CON PARKINSON

La desgracia de aquellos jóvenes drogadictos fue sin embargo muy beneficiosa para la investigación. Ya disponíamos de un modelo de Parkinson "artificial", reproducible en animales, indispensable para investigar la enfermedad. Curiosamente, la MPTP reproduce la enfermedad de Parkinson en primates, y en las ratas viejas, pero no en las jóvenes.

De aquí emanó una hipótesis etiológica: ¿Está producida la enfermedad de Parkinson por un tóxico presente en la alimentación o en el entorno, y cuya acción se manifiesta tarde, cuando las células se han ido haciendo vulnerables por la edad?

¿EL PARKINSONIANO NACE O SE HACE?[11]

Hemos visto la posibilidad de que factores ambientales predispongan, provoquen o faciliten la aparición de la enfermedad de Parkinson. Basándose en que algunos grupos tienen más proporción de enfermedad de Parkinson que otros se piensa que puede haber una

---

[11] La polémica sobre si el parkinsoniano nace o se hace no está resuelta. En el capítulo XIX ("Hablan los médicos"), hay dos aportaciones extraordinarias: el Dr. García Yébenes (¿Se hereda el Parkinson? y Dr. Giménez Roldá (¿Se adquiere el Parkinson?)

relación con determinados factores ambientales (se da más en varones, blancos, habitantes de zonas norteñas, etc.).

LA FUERZA DE LA SANGRE[1]

Se encuentran con frecuencia casos de parkinsonismo familiar [90], y el 15 % de los parkinsonianos tienen un pariente afectado [188]. El factor genético ha de ser tenido en cuenta en la enfermedad de Parkinson, aunque no se ha encontrado ningún tipo de herencia mendeliana.
La polémica sobre ambiente y herencia sigue abierta. Lo más probable es que la causa de la enfermedad sea multifactorial, o sea, que sean varios los factores, genéticos y ambientales, que coincidan en una persona que ha de desarrollar la enfermedad.

¿SUCESO O PROCESO?

Si se admite la hipótesis de que un factor ambiental específico produzca la enfermedad de Parkinson en sujetos más o menos predispuestos genéticamente, la pregunta que surge es cuánto tiempo tiene que estar actuando.

¿Basta con que el futuro enfermo haya contactado una sola vez con el tóxico o es necesario que se mantenga expuesto a él durante semanas, meses o años? En suma, ¿lo que causa la enfermedad es un suceso o un proceso?

---

[1] Tomo el título de una de las novelas ejemplares de Cervantes para ilustrar la importancia de los factores genéticos o familiares en la enfermedad de Parkinson.

NADA SUCEDE EN VANO[11]

¿Y si fuesen una serie de sucesos? Cosas que nos van ocurriendo a lo largo de la vida, pudieran, imperceptiblemente, ir dejando huella en nuestra sustancia nigra. Porque nada sucede en vano.

Hay medicamentos para las jaquecas (la flunaricina, la cinaricina) o determinados tranquilizantes (haloperidol, sulpiride) que no se deben dar a personas mayores (o hacerlo sólo por necesidad especial, y en periodos cortos y a bajas dosis) porque "producen" Parkinson. Sin embargo, esos mismos fármacos antijaquecosos o tranquilizantes se emplean ampliamente en personas jóvenes porque "no les producen" parkinsonismo. ¿Es que los jóvenes reaccionan de modo diferente? ¿No será que esos medicamentos, "matan" determinado número de células de la sustancia nigra y, "como los jóvenes tienen de sobra" no les producen síntomas.

La enfermedad de Parkinson aparece cuando hemos gastado nuestra cuenta bancaria en neuronas de sustancia nigra. "Se notará" cuando hayamos perdido un 80 %. Pero a lo mejor, una mujer de 30 años con migraña que va al médico y recibe flunaricina durante 6 meses ha perdido un 10 % de las neuronas de la sustancia nigra "sin que se note", pero es como si "hubiese envejecido más de una década" en lo que a la posibilidad de parkinsonismo se refiere.

---

[1] Robo el título a José Hierro, nuestro vital poeta: "Acato la vida, quiero creer que *nada sucede en vano*, y persigo una razón que os explique..." (*Cuanto sé de mí,* 1957-1959).

Y así otras cosas: ese verano que pasamos en el campo, tomando agua de pozo ¿no mataría cientos, miles o decenas de miles de neuronas sin que nos diésemos cuenta? O el "resfriado" que pasamos en Navidades (¿tendría ese virus afinidad por nuestra sustancia nigra?).   Y ese mal rato cuando suspendimos las oposiciones ¿cuantas células se pierden en cada situación de estrés? ¿cuantas células mata cada semana un jefe exigente o un cónyuge insoportable? Nada sucede en vano. Y así, suma y sigue, o mejor, resta y sigue, hasta que a los 55 años el paciente ha gastado lo que debía durarle 120 años. Y ya se ha convertido en un parkinsoniano.

Algunos nacen con más neuronas (o más resistentes) que otros (por eso hay "tendencias" familiares a sufrir enfermedad de Parkinson: es como el que nace en una familia "pobre"), pero será la suma de "gastos", de despilfarro celular que haga durante su vida, la que irá agotando esa cuenta bancaria. Depende de que el individuo se haya expuesto a tal o cual sustancia o medicamento, o situación (unas conocidas, otras no, unas más "costosas" en material celular que otras) para que vaya disminuyendo su caudal, hasta que aparezcan las señales de alarma: los síntomas iniciales.

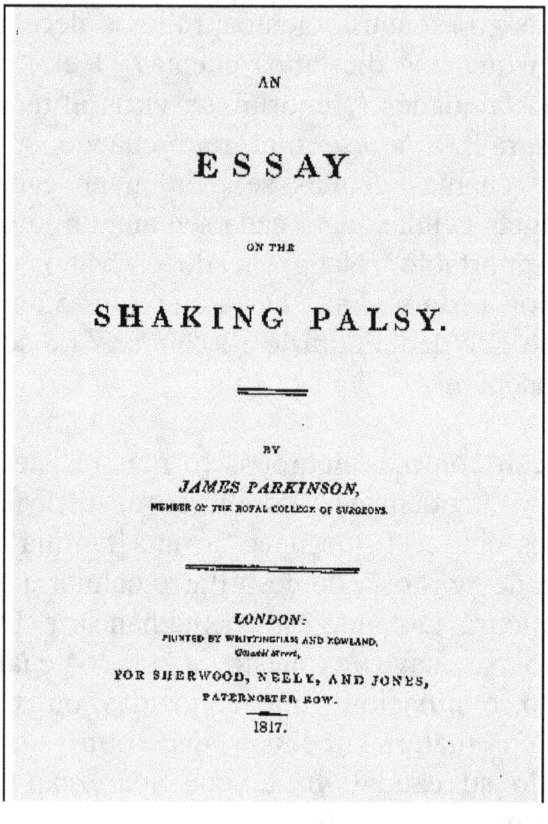

AN

ESSAY

ON THE

SHAKING PALSY.

BY

JAMES PARKINSON,

MEMBER OF THE ROYAL COLLEGE OF SURGEONS.

LONDON:

PRINTED BY WHITTINGHAM AND ROWLAND,

Goswell Street,

FOR SHERWOOD, NEELY, AND JONES,

PATERNOSTER ROW.

1817.

FIGURA 4. Portada, en edición facsimil, del famoso ensayo de James Parkinson (1817) en que describía magistralmente los síntomas de la enfermedad que hoy lleva su nombre.

El CAPÍTULO IV está dedicado precisamente a los síntomas principales de la enfermedad de Parkinson.

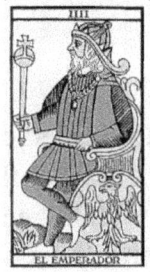

IV. Los síntomas principales

Los síntomas clásicos de la enfermedad de Parkinson son tres: temblor, rigidez e hipocinesia (escasa movilidad). Esta "tríada clásica" era aracterística para los primeros neurólogos y así consta en todos los manuales médicos de veinte años atrás.

LOS TRES MOSQUETEROS ERAN CUATRO [11]

Más tarde, cayeron en la cuenta de que casi todos los parkinsonianos llegan a perder los reflejos posturales, los que permiten variaciones automáticas de posición para adaptarla a nuevas situaciones. Y se decidió ascender la tríada a tétrada: temblor, rigidez, hipocinesia y alteración de reflejos posturales.

No hay reglas fijas sobre cuál es el síntoma por el que empieza la enfermedad ni sobre el orden en que aparecen los otros, o en la intensidad con que lo hace. Incluso puede ser que uno de los síntomas no aparezca nunca o lo haga muy levemente. Aunque

---

[1] Como todos saben, en la famosa novela de Dumas, los tres mosqueteros eran cuatro; lo mismo ocurre con los síntomas clásicos de la enfermedad de Parkinson. Tríada significa conjunto de tres síntomas: temblor, rigidez e hipocinesia. La tétrada del Parkinson son los cuatro síntomas característicos, al incluir la alteración de reflejos posturales.

hay una regla prácticamente universal: los síntomas, sean los que sean, van a tener un comienzo insidioso y una progresión muy lenta.

EL ICEBERG DEL PARKINSON

El Parkinson, como la procesión, va por dentro. Puede perderse más de la mitad de las neuronas de la sustancia nigra sin que el paciente ni sus familiares aprecie ningún síntoma. De hecho, la enfermedad no aparece como tal hasta que no se ha perdido más de un 70 % de las células. Debido a este "margen de seguridad" el comienzo de los síntomas será siempre insidioso. Por eso la enfermedad de Parkinson ha sido comparada a un iceberg [49]: al principio los síntomas son poco aparentes en comparación con el daño que ya se ha producido en la sustancia nigra.

Los cambios iniciales pueden ser muy sutiles: el paciente "se mueve menos que antes", o se observa que camina algo envarado, o se mantiene mucho tiempo en la misma postura. Los "verdaderos síntomas", los que llegan a preocupar o determinar la visita al médico, no se aprecian hasta años después.

PENSABAN QUE ERA "REUMA" O "DEPRESIÓN"

Las primeras molestias consisten, generalmente, en dolores difusos, fatiga y reducción de la actividad que venía realizando. Esto hace que se confunda con "artrosis" o depresión. El diagnóstico suele hacerlo un amigo o pariente que llevaba meses sin ver al paciente y ahora, por contraste, repara en cómo ha disminuido su capacidad de movimiento: le encuentra con menos expresión en la cara, que habla más suave o de un modo monótono, que está más torpe de manos, o que se atasca al entrar o salir de un automóvil.

EL QUE AVISA ES EL TEMBLOR

Lo que más llama la atención es el temblor, que aparece en 7 de cada 10 pacientes, y que al principio afecta sólo a un lado. Otros síntomas frecuentes al comienzo son la rigidez, la hipocinesia, la torpeza manual y las alteraciones de la marcha.

El temblor predomina siempre en reposo. Aparece con cierta relajación, con una frecuencia entre 4 y 8 htz. Desaparece si la relajación es completa, como en el sueño. Aumenta con la emoción, con la fatiga o con el cálculo (curiosamente los tics disminuyen al hacer cálculos), y disminuye al realizar movimientos. Es raro en la cabeza y relativamente frecuente en el pie. Casi siempre comienza en un miembro superior, sobre todo en la articulación metacarpo falángica del primer y segundo dedo, "como haciendo píldoras o liando un cigarrillo" [81].

EL AVARO ... DE MOVIMIENTOS

El parkinsoniano es un avaro de movimientos: hace pocos movimientos, los imprescindibles, y los hace lentamente. Al sentarse, se reconoce al parkinsoniano porque no realiza las habituales maniobras "para adaptarse" al asiento; simplemente, va y se sienta, sin apenas modificar su posición. Y algo parecido ocurre cuando anda; cuando un sujeto normal camina realiza movimientos asociados que el parkinsoniano evita: además de que sus pasos son "pequeños", no mueve los brazos ni se balancea, hace exclusivamente lo indispensable.

Actúa como si fuese a cámara lenta. No sólo hace pocos movimientos (hipocinesia) sino que los que hace son lentos (bradicinesia). Ambas se dan en el parkinsoniano y condicionan: hipomimia facial y rareza del pestañeo (para mirar a los lados no mueve la cabeza), la conocida "marcha a pequeños pasos" (marcha "à pétit pas"), la micrografía (escritura de letras muy pequeñas), la falta de movimientos asociados.

UN PACIENTE "CONGELADO"

Acinesia es el grado extremo de hipocinesia un estado de inmovilidad completa. Esta invalidez "congelada" puede durar segundos, minutos u horas, y resulta más evidente al comienzo de la marcha ("duda de inicio"), cuando el paciente se levanta de una silla, cuando se da la vuelta, o cuando atraviesa un lugar estrecho. La "congelación" se observa habitualmente en fases avanzadas de la enfermedad de Parkinson, pero no sólo afecta a la marcha; también hay dificultad para iniciar o continuar movimientos repetitivos rítmicos como el lenguaje o la escritura [64].

TRUCOS PARA ANDAR

Para sobreponerse a los episodios de "congelamiento", los pacientes a menudo aprenden trucos: andar marcando el paso mentalmente, dar los pasos sobre objetos (señales en el pavimento, mirar al final del bastón, etc.), andar con música, desviación del peso del cuerpo o movimientos de balanceo, y otros artilugios [69, 97] que diseña el propio paciente o allegados [II].
[II].

[I] Cuando Benito, domador de canarios y aficionado al bricolaje, vio que su mujer parkinsoniana andaba mejor saltando de una loseta oscura a la siguiente, diseñó un ingenioso bastón con un trozo de freno de bicicleta en la punta (la historia en capítulo XVI).

EL JUGADOR DE PÓQUER

Hipomimia o amimia significa poca o ninguna capacidad de mímica. La cara del parkinsoniano carece de expresión, y su mirada es "abierta" (porque pestañea poco) como ya había observado Charcot. Parece tener "cara de máscara" o "cara de jugador de póquer" (por la impasibilidad del gesto, lo que siempre se ha considerado beneficioso para los que se juegan mucho dinero ante los naipes).

Sin embargo, en las fases avanzadas de la enfermedad de Parkinson, después de tratamientos prolongados o con dosis excesivas de levodopa, pueden aparecer movimientos exagerados en la cara de algunos parkinsonianos, en forma de muecas o guiños [II]. La corea es un síndrome que se da habitualmente en otras enfermedades (como la benigna corea de Sydenhamn o la grave corea de Huntington) y se caracteriza por un aumento exagerado de movimientos faciales. Debido a la abundancia de mímica se dice que si el parkinsoniano tiene "cara de póquer" el coreico parecería un jugador de "mus" (porque en este otro juego se realizan numerosos signos con la cara al compañero para mostrarle el tipo de cartas de que se dispone).

CERA O RUEDA DENTADA

En cuanto al tono, hay una hipertonía plástica que predomina en flexión. Esto va a condicionar una rigidez cérea (como la que se aprecia al intentar doblar una vela de cera) o en rueda dentada (como la rigidez "a saltos" que observamos al forzar un

---

[I] La mejor prevención para los movimientos coreicos en el parkinsoniano es el uso correcto de la medicación.

engranaje). La rigidez se produce porque al estirar un músculo se contrae también su antagonista por lo que tiende a fijarse toda nueva postura; provoca una actitud en flexión con una postura típica.

También se producen distonías en flexión axiales (el tono alterado tono hace que tronco y cabeza tiendan a flexionarse) y distales (las manos e incluso las rodillas aparecen dobladas). Esto explica la postura típica, con actitud en flexión que también fue captada por el ojo clínico de Charcot hace más de un siglo.

LA RIGIDEZ ES INDEPENDIENTE

Curiosamente, la rigidez no es la causa de la acinesia o la bradicinesia. La mayoría de los pacientes con rigidez también tienen acinesia o bradicinesia, pero en otros se da acinesia sin que exista rigidez. Esto sugiere que se corresponden con lesiones de zonas o circuitos diferentes. También apunta a esta interpretación lo que se observa en los pacientes tratados con talamotomía: disminuyen la rigidez y el temblor, pero no se modifica la bradicinesia.

SE CAEN PERO NO SE MAREAN

Aparte del temblor, la acinesia y la hipertonía, hoy se insiste en un cuarto síntoma fundamental: la alteración de los reflejos posturales que normalmente acompañan a los movimientos voluntarios. Al faltarle al parkinsoniano la eficacia de los reflejos que normalmente acompañan a los movimientos voluntarios cuando se cambia de postura, presenta un importante desequilibrio" (siempre tienen miedo a caerse, sin vértigo) lo que resulta especialmente gravoso al caminar. A resaltar que el desequilibrio o las caídas no se acompañan de "mareos" a diferencia de lo que ocurre con problemas de "riego cerebral", "oído" o "cervicales". La pérdida de equilibrio se asocia con propulsión y/o retropulsión[II]; puede ser el síntoma más incapacitante.

UNA PLÉYADE DE SÍNTOMAS [II]

En la enfermedad de Parkinson los síntomas son en realidad muchos. Hay síntomas mentales (que veremos en el capítulo V), alteraciones sexuales, del sueño, del sistema neurovegetativo, y otras (que estudiaremos en el capítulo VI).

Hay dos procesos que podrían dar claves etiopatogénicas. La demencia, que es más frecuente en parkinsonianos de inicio tardío, predominando la bradicinesia y las perseverancias [201]. Y la depresión, que no parece reactiva a la enfermedad, y su presentación en la enfermedad de Parkinson es muy superior a la que cabría esperar por el azar. De hecho, según algunos estudios, el 40 % de los parkinsonianos están deprimidos. Incluso se ha observado más la depresión en aquellos cuyos síntomas empiezan en el lado derecho, o sea en los que la lesión corresponde a las estructuras subcorticales izquierdas.

[I] Se llama propulsión y retropulsión a la tendencia que tiene el paciente a irse o caer hacia adelante, o hacia atrás, respectivamente.

[II] Una pléyade es un grupo o acúmulo de personas o cosas (en este caso síntomas) que se dan al mismo tiempo. Las Pléyades eran las siete compañeras de Artemisa; cuando Orión las perseguía (con amorosas intenciones) pidieron ayuda a los dioses que las transformaron en palomas y pusieron sus imágenes entre las estrellas. En astronomía, las Pléyades son un grupo numeroso de estrellas que forman una especie de nube en la constelación de Tauro.

LA EMOCIÓN MUEVE PARKINSONIANOS

Un parkinsoniano en fase mala (cuando está en "off'") se encuentra completamente inmóvil, lleva "congelado" más de una hora. En un momento dado, observa que se prende fuego en la habitación y esa persona , que parecía incapaz de hacer el menor movimiento, sale literalmente "corriendo". *Pues cuando quiere, sí que anda*, es todo lo que se le ocurre decir a los parientes.

Este fenómeno se conoce como "cinesia paradójica", y pone de manifiesto que la bradicinesia, como otros síntomas parkinsonianos, depende del estado emocional del paciente. Las emociones mueven al parkinsoniano. Y también demuestra que los programas motores están intactos en la enfermedad de Parkinson pero que el paciente tiene dificultad para utilizarlos sin ayuda de un desencadenante ("trigger") externo[33,168].
Por tanto, los parkinsonianos son capaces de usar información previa para realizar un movimiento automático o preprogramado, pero no pueden usar esa información para iniciar o seleccionar un movimiento[II].

ACELERANDO SIN FRENOS

Al estar mal los reflejos posturales se dificulta la marcha. Es muy trabajoso empezar a caminar y, una vez que empieza a andar, el paciente tiene grandes problemas para detenerse pues los pasos, aunque cortos, se suceden sin pausa, como una carrera

---

[I] El defecto fundamental estaría en la incapacidad para ejecutar automáticamente planes motores secuenciales previamente aprendidos, lo que probablemente se debe a una desconexión entre los ganglios basales y la corteza motora suplementaria (que ayuda a planificar el movimiento).

en la que se van acelerando: es la marcha festinante [II]

La festinación no es el único elemento destacado. Además del "aceleramiento", en la marcha festinante hay rigidez y torpeza[III].

Los pasos son cortos, y los pies apenas se separan del suelo: se arrastran al caminar. Cuando inicia el desplazamiento hacia adelante (o hacia atrás) la parte superior del cuerpo avanza más adelantada que la inferior, como si el paciente "persiguiese su centro de gravedad".

Cada vez se hacen más y más rápidos sus pasos y puede caer si no se le ayuda. Eso se denomina "festinación" y puede ocurrir cuando el paciente camina hacia adelante o hacia atrás, tomando la forma de propulsión o retropulsión. El déficit está en el balanceo del cuerpo de lado a lado, de tal modo que cuando los pies se separan del suelo las piernas tienen que moverse muy rápido para retomar el centro de gravedad.

La tendencia a acelerarse (festinación) va paralela a la pérdida de amplitud mal de los movimientos repetitivos: marcha *"à pétit pas"*[IIII], micrografía, lenguaje inaudible (por el tono e bajos) [125].

[I] El término festinante proviene del latín *"festinare"* que significa aceleramiento, precipitación. Describe muy apropiadamente la aceleración o precipitación involuntaria que caracteriza la marcha en la enfermedad de Parkinson o el parkinsonismo postencefalítico.

[II] Al caminar, el tronco se inclina adelante, los miembros superiores se colocan ligeramente flexionados y algo delante del cuerpo, y no se produce el braceo durante la marcha. Las extremidades inferiores están rígidas y dobladas a nivel de rodillas y caderas.

[III] La marcha "á pétit pas" es una de las formas de andar "con pasos pequeños o cortos" que es típica de la enfermedad de Parkinson.

NO ME DISTRAIGAS QUE ME CAIGO

Estos pacientes necesitan mantener continuamente la atención sobre la forma en que caminan. La marcha preocupa tanto al parkinsoniano que puede ser incapaz de hablar mientras camina. Es lo que llamamos marcha "cautelosa" o "precavida"[7].

DIME CÓMO ANDAS...

Si me pidiesen diagnosticar a una persona con sólo un dato, pediría que me dejasen observar cómo anda. La marcha exige la integridad y acoplamiento de múltiples circuitos motores, sensitivos e incluso psicológicos. Hay muchas variaciones en la forma de andar de una persona a otra, y es conocido que una persona puede identificarse por el sonido de sus pasos, notablemente por el ritmo y la ligereza o pesadez de sus pisadas.

La manera de andar o la forma en que se realiza el desplazamiento del cuerpo puede incluso suministrar claves sobre el carácter, la personalidad y la ocupación de una persona [II]. Por eso, el estudio de la marcha es uno de los ejercicios médicos más gratificantes, el que más información da sobre un paciente. A veces, puede llegarse a un diagnóstico neurológico sólo analizando la forma en que camina un paciente [3].

TODOS ERAN CULPABLES

La marcha y los problemas posturales asociados con la

[I] No sólo los científicos, también los poetas, filósofos o el saber popular han coincidido en relacionar la forma de andar de una persona con su carácter. Citemos como ejemplo a Baltasar Gracián: ..."*(se les reconoce a las personas) en el mismo andar, que en las huellas suele estamparse el corazón"* (El discreto, 1646).

enfermedad de Parkinson son el resultado de una combinación de síntomas neurológicos (bradicinesia, rigidez, falta de reflejos de postura, lenta reacción de protección ante una caída, apraxia de marcha, ataxia, mal funcionamiento vestibular e hipotensión ortostática.) y de factores "generales" (mala ventilación, rigidez torácica, alteración de movilidad respiratoria por levodopa [130], problemas de columna vertebral por posturas, distonías del pie).

¿QUI CUSTODIET IPSOS CUSTODES? [11]

Los núcleos y circuitos neuronales en la base del cerebro se controlan unos a otros. El movimiento armónico existe la integridad de estos complicados circuitos. En el Parkinson la vía finalmente afectada es la sinapsis nigro-estriada. Las proyecciones de la *sustancia nigra* sobre el estriado producen menos dopamina de la que necesitan. Perohay un gran margen de seguridad; sólo cuando el déficit supera el 70 % aparecen los síntomas parkinsonianos.

Cualquier alteración de estas complejas redes va a redundar en una alteración del tono, de la postura o va a condicionar la aparición de movimientos anormales. Pero precisamente porque estos núcleos y circuitos se controlan entre sí, la lesión de uno de ellos puede mejorar ciertos síntomas del paciente. Esta es la base de la cirugía "lesional" que luego estudiaremos: si se produce daño aquí tiembla, si ahora lesiono allá deja de temblar.

---

[1] Como los núcleos se controlan o "vigilan" unos a otros, el título alude a la famosa frase **"Sed qui custodiet ipsos custodes"** (Pero ¿quién vigila a los vigilantes) (Juvenal 6, 347).

A VECES LOS MALES EMPEORAN CON LOS REMEDIOS

Escojo esta frase de Baltasar Gracián[II] como pórtico a las complicaciones de la medicación.

Los parkinsonianos del siglo XX sufren síntomas que no existían en tiempos de los romanos o de la revolución francesa. Son trastornos que no dependen de la enfermedad en sí, sino de los remedios que hemos inventando para ella. Los fármacos actuales son más que necesarios; son imprescindibles y muy eficaces. Eficaz es algo capaz de producir "efectos", y estas sustancias tienen unos efectos beneficiosos (el alivio del temblor por ejemplo) y otros perjudiciales (náuseas, estreñimiento o, lo que es peor, problemas motores a largo plazo).

PROBLEMAS MOTORES Y MEDICACIÓN

Con los años, los medicamentos van produciendo alteraciones que se suman a las propias de la enfermedad. Llega un momento en que el alivio de los síntomas dura menos tiempo; el paciente que antes se tomaba una pastilla y se encontraba bien durante tres o cuatro horas, nota ahora que en uno o dos horas se le pasa el efecto, y vuelve a quedarse "parado" (el fenómeno de "fin de dosis").

[I] Baltasar Gracián, jesuita aragonés, es uno de los más grandes filósofos de todos los tiempos. El mismo Nietzche se deshizo en elogios hacia su obra y la reciente traducción inglesa de uno de sus libros (" Oráculo manual y arte de la prudencia") ha obtenido una inesperada aceptación entre los " yuppies" americanos, que se jactan de usar para sus negocios las consignas de este intelectual español. Sus obras completas llevan años en mi mesita de noche, con las hojas gastadas y muchos subrayados .

Aparecen las oscilaciones clínicas: en su jornada alternan periodos "buenos" (fase "on") con periodos "malos" (fase "off") en que puede llegar a un "bloqueo" completo, quedando prácticamente inmóvil durante cierto tiempo. Si lo intenta compensar subiendo la dosis aparecen movimientos nuevos, anormales, que ya no consisten en temblor sino que recuerdan una especie de "baile". Estos nuevos movimientos no son típicamente "parkinsonianos", sino más lo contrario, parecidos a la "corea".

En general se denomina *discinesias*[II] a estas alteraciones motoras. Su causa es doble: la evolución natural de la enfermedad, asociada al uso prolongado de medicamentos antiparkinsonianos (se ven más cuando se usa levodopa a altas dosis, durante mucho tiempo, y sin combinarla con otros fármacos). Llega un momento en que las discinesias y los bloqueos ya no dependen de la hora en que toma la medicación, sino que aparecen y desaparecen de modo completamente anárquico.

[I] La corea, a diferencia de la de Parkinson, se caracteriza por un exceso de movimientos, habitualmente en la cara y extremidades. En ocasiones da la sensación de que estos pacientes están bailando "corea" significa baile en griego. Discinesia (del griego *dis* - alterado- y *kinetos* -movimiento-), en su sentido etimológico, significaría cualquier movimiento alterado. En sentido amplio designa movimientos excesivos o alterados, la mayoría de ellos son motivados por el uso de levodopa durante años.

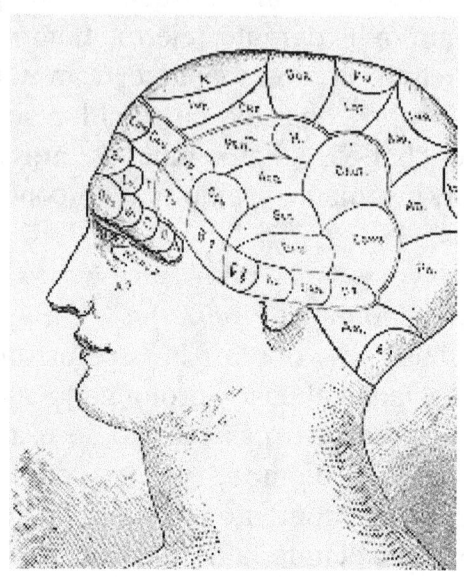

FIGURA 5. Modelo frenológico (la frenología estudia la relación entre la mente, la inteligencia y el aspecto exterior).

El CAPITULO V trata sobre la mente y personalidad de los pacientes parkinsonianos.

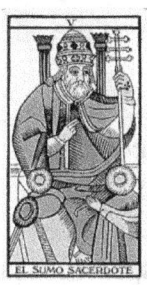

V. Mente y personalidad del parkinsoniano.

Hasta James Parkinson cometía equivocaciones. Una de las más llamativas fue su expresa afirmación de que, en sus pacientes, la inteligencia no se afectaba [II].

Hoy sabemos que la mente y la personalidad del parkinsoniano son diferentes. Los cambios, sobre todo al principio, pueden ser muy limitados, casi inapreciables. Pero, en algunos pacientes, es tan intenso el deterioro de las funciones mentales y psicológicas que llegan a representar un problema grave. A veces, la importancia de estos trastornos mentales hace que pasen a segundo plano los síntomas motores [150].

SÓLO FALLA EN LOS TEST

La mayoría de los parkinsonianos mantiene durante mucho tiempo un buen nivel de inteligencia. Pero, en comparación con otras personas de su edad, presentan una serie de dificultades

---

[I] *"... the senses and intellects being uninjured"* (los sentidos y la inteligencia no son dañados). Esta frase es la que suele citarse para poner de manifiesto que James Parkinson pasó por alto los trastornos mentales de la enfermedad. No obstante, en el mismo ensayo, describe un ligero delirio, junto a somnolencia, en la fase final de uno de sus pacientes: *"... and at the last, constant sleepiness, sith slight delirium"*.

mentales o cognitivas[II] de escasa intensidad. Por supuesto que no estamos hablando de "demencia" ya que, en la mayoría de los casos, ni el paciente ni sus familiares notan ninguna falta. Es más, los parkinsonianos, con la "personalidad" típica que se les atribuye, son constantes e hiperreflexivos, por lo que suelen mostrar alta capacidad y rendimiento en sus tareas cotidianas. Sólo al hacer determinados *test* o pruebas neuropsicológicas es cuando se pone de manifiesto el fallo. Las funciones que se afectan con más frecuencia son la integración visuo-espacial y la forma en que ejecutan determinadas acciones motoras.

APARCAN MUY MAL

Para apreciar correctamente las distancias y los espacios necesitamos sumar y coordinar las informaciones que recibimos por la vista. Esta función de integración visuo-espacial la realiza el cerebro y, más específicamente, su hemisferio derecho, en una zona a caballo entre los lóbulos parietal y occipital. Las personas con una buena coordinación visual y espacial destacan en la pintura, escultura o en determinadas actividades constructivas (por ejemplo, apilar cubos en un juego de arquitectura); y también pueden aparcar el coche en un espacio reducido o reconocer con facilidad los rostros de personas [III]. Pues bien, esta función es deficitaria en los parkinsonianos que van a mostrar dificultades cada vez que intenten realizar las tareas mencionadas. Esta disminución de la percepción e

---

[I] Funciones cognitivas (del latín "cognoscere": conocer) son las que intervienen en los procesos de conocimiento o intelectuales. En sentido amplio podrían tomarse como equivalentes a mentales o intelectuales.

[II] La dificultad o incapacidad para reconocer rostros de personas conocidas se denomina técnicamente prosopagnosia, del griego, *prosopos-* (persona), *-a-* (alfa privativa) y *-gnosis* (conocer). Pero este trastorno no es exclusivo de la enfermedad de Parkinson; se observa también en la demencia de Alzheimer y en otros procesos que afectan la región parieto-occipital derecha.

integración visuo-espacial es la que les hace "dudar" cuando van a atravesar una puerta estrecha, y también puede contribuir a las frecuente caídas.

ANDA LENTO Y PIENSA LENTO

Ya sabemos que el parkinsoniano es una persona "lenta": sus movimientos son siempre pausados, tarda mucho en comer, pestañea poco, escribe despacio y anda lentamente. Pues con algunas funciones mentales le ocurre lo mismo: su pensamiento es lento, carece de "reflejos mentales", su cerebro tarda mucho tiempo en procesar la información y resulta especialmente dificultoso cambiar de un programa motor a otro [202]. Esto es la bradifrenia [II], un síntoma que consiste en el enlentecimiento de determinados procesos mentales y que hay que diferenciar de la demencia; en pequeño grado puede existir desde el principio de la enfermedad, incluso antes del diagnóstico. La bradifrenia sería el equivalente psíquico[31] de la acinesia o bradicinesia [III].

SÓLO ALGUNOS SE DEMENCIAN

Sólo en algunos parkinsonianos hay demencia clínica, aunque el porcentaje varía según el criterio usado. Promediando diversos investigadores, el 15-20 % de parkinsonianos tendría demencia.

Un parkinsoniano tiene tres veces más posibilidades de tener

[I] Bradifrenia, también viene del griego: *bradi-* (lenta) y *-frenos* (mente).

[II] En ocasiones no se observa relación entre la bradicinesia (lentitud de movimientos) y la bradifrenia (lentitud de pensamiento), por lo que se pensó que esas funciones dependerían de circuitos neuronales diferentes [205]. Pero suele haber una relación entre el estado mental y motor: en parkinsonianos de larga evolución, en las fases "off" (cuando estám "parados") las funciones cognitivas empeoran [40]. Y esas alteraciones mentales vuelven a mejorar tras dar levodopa. [67].

demencia que otra persona de su misma edad [39, 87].

DEMENCIA CORTICAL O SUBCORTICAL

Las demencias se dividieron clásicamente en corticales y subcorticales [12]. Hoy se discute esa clasificación simplista pero útil a efectos docentes.

En la enfermedad de Alzheimer la demencia es de tipo "cortical" (afecta más la corteza cerebral) y tienen importantes alteraciones de lenguaje (afasias), de movimientos hábiles (apraxia) y de conocimiento del medio (agnosias).

Por el contrario, la demencia en parkinsonianos sería de tipo "subcortical" (se lesionan más zonas por debajo de la corteza) y destaca la lentitud de los procesos de información, una personalidad alterada (con apatía o depresión), mala memoria (episódica) y cierta incapacidad para utilizar los conocimientos adquiridos.

LA MEMORIA PERDIDA DE LAS COSAS[(11)]

Algunos parkinsonianos empiezan a perder memoria y otras funciones mentales. Cuando aparecen deterioro mental en un parkinsoniano, hay que plantearse tres posibilidades:
1) Que la causa sea la propia enfermedad de Parkinson que,

[(1)] "*La memoria perdida de las cosas*" es un libro extraño, filosófico-poético, de Eugenio Trías [238] que me impresionó. Una persona es, en realidad, sólo aquello que recuerda.

como hemos visto, en algunos casos se acompaña de alteraciones mentales.

2) Que sea consecuencia de la medicación que toma para el Parkinson o para otra enfermedad (esto es lo más frecuente).

3) Que, aparte de la enfermedad de Parkinson, haya otros procesos en los que se afecta la mente (insuficiencia vascular cerebral, demencia de Alzheimer, etc.).

La mayoría de las veces, la naturaleza de la demencia de la enfermedad de Parkinson es multifactorial, es decir, que son muchos factores los que la provocan. Resulta imposible determinar, cuánto de culpa corresponde a cada factor o de qué forma va a manifestarse en un paciente el deterioro mental.

¿CÓMO SE MANIFIESTA EL DETERIORO MENTAL?

El deterioro mental se puede valorar con *test* o pruebas neuropsicológicas, pero también hay ciertos síntomas que nos van a indicar que las funciones intelectuales fallan[9.] Empeora la bradifrenia, y el paciente pierde memoria, concentración y atención. Empieza a comportarse de un modo raro. Aparecen alucinaciones, episodios de confusión o verdaderas psicosis.

LO PRIMERO, REVISAR MEDICACIÓN

Siempre que aparezcan síntomas neuropsicológicos en un parkinsoniano, lo primero que hay que hacer es replantear el tratamiento [203]. Lo primero es suprimir los medicamentos generales de los que se puede prescindir (por su edad, suelen ir acumulando tratamientos de diversos especialistas, que después de cierto tiempo son inútiles o incluso perjudiciales).

De los fármacos antiparkinsonianos, empezaremos por disminuir y luego eliminar los anticolinérgicos. Si el problema persiste, se pasa a retirar la selegilina, luego, por ese orden, los antidepresivos tricíclicos, la amantadina, los agonistas dopaminérgicos y, finalmente, si la confusión persiste, habría de disminuirse la levodopa-carbidopa.

HORMONAS PARA LA MENTE

Algunos han observado que los estrógenos, cuando se administran durante cierto tiempo a mujeres parkinsonianas, mejoran a largo plazo su estado mental [22].

COMPORTAMIENTO Y AFECTOS

Los parkinsonianos, los coreicos y otros enfermos con diversos movimientos anormales tienen enfermedades que lesionan los núcleos grises o ganglios de la base del cerebro[II]. Todos estos enfermos comparten ciertos trastornos de comportamiento que son bastante característicos, unos de tipo "negativo" (por defecto) y otros "positivos" (por excitación). Los síntomas "negativos" serían: déficit de atención, inercia mental, falta de espontaneidad, expresión afectiva reducida e incapacidad para formular planes y estrategias. Los trastornos de comportamiento considerados síntomas "positivos" son: manifestaciones obsesivo-compulsivas, irritabilidad, agresividad, hipersexualidad,

---

[I] Los núcleos grises (también llamados ganglios de la base) son estructuras de sustancia gris (formados por tanto por acúmulos de cuerpos y dendritas de neuronas) que se sitúan en el centro o base del cerebro. Su función principal es coordinar los movimientos, y establecen amplias conexiones con la corteza cerebral (sobre todo con el lóbulo frontal).

ilusiones y alucinaciones (somato-sensoriales, auditivas o visuales) [156, 168].

Los trastornos afectivos en los parkinsonianos se expresan como depresión, ansiedad, ataques de pánico o agitación.

DEPRESIÓN Y PARKINSON

La mitad de los parkinsonianos sufre depresión en algún momento. Unas veces antes del diagnóstico de enfermedad de Parkinson, otras coincidiendo con él (lo más frecuente) y, en ocasiones, más tarde. Esta depresión, generalmente leve o moderada, puede ser reactiva (a consecuencia de la enfermedad), endógena (de la propia enfermedad) o yatrógena (secundaria a los medicamentos) [173].

El diagnóstico de depresión[II] en el parkinsoniano es algo complicado porque varios síntomas que se observan en ambos procesos: trastornos del sueño, disfunciones sexuales, anorexia, fatiga y aparente anhedonia (la hipomimia y la bradicinesia pueden simularla) [188].

El tratamiento de la depresión también empieza por revisar la medicación, descartando los fármacos que pueden favorecerla: propanolol, benzodiacepinas, o incluso algún dopaminérgico recientemente introducido. Hay muy pocos estudios controlados sobre la eficacia relativa de los fármacos antidepresivos en la enfermedad de Parkinson [145] y, en términos generales se

---

[I] La depresión de la enfermedad de Parkinson se presenta de dos modos característicos: a) Repetidos episodios de depresión diurna, coincidiendo con fases "off" [177]. b) Depresión-agitación con ataques de pánico, a veces también con fluctuaciones diurnas.

utilizarán como en otros pacientes de su edad. Habitualmente, los derivados tricíclicos son de elección: amitriptilina o imipramina.

La psicoterapia es fundamental si la depresión no se limita a accesos diurnos.   La electroconvulsivoterapia puede ser el tratamiento de elección para los pacientes deprimidos en los que el tratamiento farmacológico es infructuoso o está contraindicado por producir confusión u otros efectos indeseables.

ANSIEDAD Y ATAQUES DE PÁNICO

Sin ser tan frecuente como la depresión, la ansiedad se observa en bastantes parkinsonianos, de modo aislado o, lo que es más habitual, asociada a la depresión (esto ocurren hasta en dos tercios de los casos) [176]. En ocasiones hay verdaderas crisis de pánico.

Los antidepresivos suelen mejorar también la ansiedad. Si no son suficientes, se añadirán pequeñas dosis de un ansiolítico suave, del tipo de las benzodiacepinas: bromazepán, oxacepán, loracepán, clonacepán [II] . La psicoterapia puede ser necesaria.

ATAQUES DE LÁGRIMAS

Es la terminología empleada en los foros de parkinsonianos de Internet para designar la labilidad emocional. Efectivamente, las emociones en estos pacientes están sujetas a grandes cambios en

---

[I] Hay un problema muy frecuente y fácil de remediar: los ansiolíticos (y otros medicamentos) producen incoordinación de marcha en muchas personas mayores; los familiares dicen que el paciente anda mal porque está peor del Parkinson, o por falta de "riego cerebral". Basta con disminuir o quitar el tranquilizante y se soluciona.

periodos muy breves de tiempo, con alteraciones del estado anímico (lágrimas o risa) desencadenadas por cuestiones baladíes. Parece existir una base neuroquímica para estos "ataques de lágrimas".

ESTRÉS

El estrés aumenta el temblor en pacientes parkinsonianos, y es posible que las situaciones que lo generan estén implicadas en la patogenia de la enfermedad.

Recientemente[86] se han demostrado las respuestas autonómicas y tremóricas del parkinsoniano ante el estrés (con diversa pruebas como sonidos repetidos o cálculo aritmético) y se sugiere - con lógica- que en el tratamiento de estos pacientes deben incluirse terapias de comportamiento que les entrenen psicológicamente para asimilar el estrés diario.

NOCHE, FABRICADORA DE EMBELECOS [1]

La noche altera la percepción de la realidad (incluso en los sanos) y hace que aumenten las alucinaciones y empeoren los síntomas psiquiátricos en los parkinsonianos (reacciones paranoides, o verdaderos delirios). Estas manifestaciones psicóticas pueden ser consecuencia de la propia enfermedad de Parkinson aunque no se asocian a ningún cambio anatómico especial [200]. Pero casi siempre se deben a los efectos tóxicos del tratamiento[214] y son más abundantes en los parkinsonismos de comienzo tardío. En estos casos, se debe reducir o interrumpir el

---

I) La noche dispara la fantasía de los parkinsonianos (y de los sanos); el título es de Lope de Vega: *"Noche, fabricadora de embelecos, loca, imaginativa, quimerista"* [164]

tratamiento, empezando por los fármacos auxiliares (anticolinérgicos, selegilina, amantadina, agonistas dopaminérgicos). Si es preciso, habría de disminuirse la levodopa-carbidopa. Si a pesar de esto persisten las alucinaciones, se recurrirá a fármacos antipsicóticos[II].

LA PERSONALIDAD PARKINSONIANA

Cada vez aparecen más trabajos [210] insistiendo en que los parkinsonianos tienen una forma especial de ser, que su personalidad tienen ciertos rasgos distintivos que existen desde antes de que se diagnostique la enfermedad (lo que se conoce como personalidad "premórbida"), y que incluso ese temperamento especial puede estar, de algún modo, implicado en el desarrollo de la enfermedad.

La tendencia depresiva es otro rasgo de la personalidad parkinsoniana [60]. Y no parece que esta depresión sea reactiva a una enfermedad crónica, como es el Parkinson, sino que podrían relacionarse con factores predisponentes y específicos de esta patología. Hay incluso algunos estudios [120] que relacionan variables de personalidad con las deficiencias bioquímicas de estos pacientes.

[I] El más potente, que puede usarse sin temor a empeorar la enfermedad de Parkinson es la clozapina que, en muchos casos, resulta eficaz incluso a dosis bajas [68, 204] aunque, muy recientemente, disponemos en nuestro país de un derivado mejorado, la olanzapina..

ORDENADO, RÍGIDO, HIPERADAPTADO

El parkinsoniano es ordenado, de moral rígida, serio, poco impulsivo, frugal[176], callado, introvertido, poco agresivo, conven-cional, cauto, tenso y perfeccionista [32]. Aunque es tímido, se inserta bien socialmente, demasiado bien, es un hiperadaptado social: acepta fácilmente las normas éticas o de grupo, las defiende y es inflexible al exigir su cumplimiento. El parkinsoniano es un personaje que busca patrones de conducta, alguien suspirando por "las tablas de la ley".

CANCIONES DE AMOR Y ODIO [(I)]

El amor, el odio y otros sentimientos tienen expresiones individuales diferentes. Uno puede sentirse atraído por una persona, o rechazarla, en miles de formas. El amor puede experimentarse como una tibia sensación de bienestar o convertirse en pasión irrefrenable ("*desmayarse, atreverse, estar furioso* ")[(III)]. El odio puede expresarse violentamente o mantenerse como una actitud de rabia contenida. No dispongo de datos sobre cómo aman u odian los parkinsonianos, pero podría haber ciertas peculiaridades, teniendo en cuenta que se lesionan estructuras anatómicas implicadas en afectos y emociones.

[(I)] "Canciones de amor y odio" (**Songs of love and hate**) es el disco más desgarrado de Leonard Cohen [59]. Aquí muestra sus interioridades emocionales de un modo lóbrego, angosto, casi asfixiante, plagado de imágenes evocadoras de sentimientos desnudos [1].

[(II)] La complejidad del amor-pasión se ilustra en el conocido poema de Lope de Vega: "*Desmayarse, atreverse, estar furioso, / áspero, tierno, liberal, esquivo, / alentado, mortal, difunto, vivo, / leal, traidor, cobarde y animoso / .../ dar la vida y el alma a un desengaño: / esto es amor; quien lo probó, lo sabe.* (Batlló 1987).

El fenómeno, antes comentado, de " cinesia paradójica" (parkinsoniano "congelado" que ante una emoción sale corriendo) prueba, aunque no aclara, una relación de los síntomas motores y los procesos emocionales.

Con o sin pruebas, yo no recuerdo ningún paciente al que pueda considerársele un vividor, un verdadero "*bon vivant*". El parkinsoniano suele disfrutar poco. Es estoico y enormemente frugal, y casi nunca se concede "gustos" o caprichos personales.

Eso es lo que llamamos una personalidad anhedónica[(I)] . Por eso no beben, ni fuman, ni se " desmadran", son contenidos en todas sus manifestaciones. Son personas con las que da gusto estar, porque son muy "formales" en todos los sentidos, cumplen siempre lo que prometen y, por supuesto, no llegarán tarde a la cita.

Es muy difícil encontrar un parkinsoniano con una historia de "calavera" o "vividor". El laberinto sentimental [(III)] es complicado y hasta ahora escasamente definido, salvo por poetas y filósofos. De ellos debiéramos aprender algo los neurólogos ; y a la inversa.

EL CÓNYUGE DEL PARKINSONIANO

[(I)] El término anhedónico, como casi todos, viene del griego: an- (alfa privativa) y hedon (placer). Significa que no tiende al placer; es lo contrario de lo que proclaman las diversas filosofías hedonistas.

[(II)] *El laberinto sentimental* es el título de un libro imprescindible en este campo (Marina 1996) [166] .

Sé que lo que voy a decir no tiene base científica, pero es una intuición después de ver muchos parkinsonianos. A veces he encontrado pacientes que no me parecen, "por sí mismos" tan rígidos e inflexibles como hemos dicho antes.

Sin embargo, he tenido la impresión de que la "rigidez" en sus actos e incluso su pensamiento venía inducida "desde fuera". Unas veces resulta que tuvo una educación dura, o unos padres severos. Otras veces, he observado que el cónyuge parece muy normativo, inflexible, especialmente con el paciente, le recrimina todo lo que hace, crea a su alrededor un clima agobiante, inculpatorio, mientras que el parkinsoniano, entre irritado y resignado, duda a cada decisión motora o psicológica. Pero eso deben ser sólo imaginaciones mías.

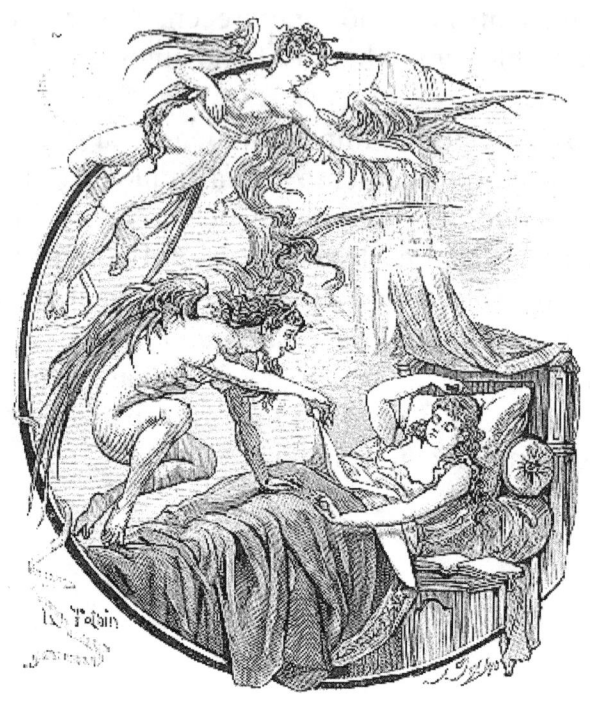

FIGURA 6. El sueño de esta muchacha se ve alterado por la apariciones de súcubos e íncubos.

En el CAPÍTULO VI estudiamos diversos trastornos de los parkinsonianos en relación al sexo y al sueño.

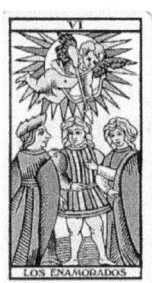

VI. Sexo, sueño y otros síntomas.

La vida sexual es importante para muchos parkinsonianos (lo digan o no), la hora de dormir puede representar un suplicio especial (para él o para su familia) y otros síntomas supuestamente "menores" constituyen problemas cotidianos. De todo esto aquí hablamos.

SEXO RICO, SEXO POBRE

Unos parkinsonianos son impotentes, otros son hipersexuales, y otros ... las dos cosas a la vez. Sí, el paciente varón puede tener un exceso de libido, de apetencia sexual y, sin embargo, le resulta difícil o imposible la erección. Es curioso que, en los libros de medicina, apenas se mencionen estos síntomas, porque para el parkinsoniano es muy importante su vida sexual, lo diga o no. Dos tercios de los parkinsonianos sufren estos problemas, especialmente los hombres (de cualquier edad) y las mujeres jóvenes [248].

Los trastornos de sexualidad tienen muchas causas [188]. Por un lado, la propia enfermedad: las lesiones en determinadas zonas del encéfalo, la afectación del sistema nervioso autónomo. Por otra parte, el efecto de la medicación: unos fármacos (los dopaminérgicos) aumentan el deseo, mientras que otros (tranquilizantes por ejemplo) rebajan la libido. Finalmente, influye el entorno social (los amigos ya no le ven como antes) y, sobre todo, la reacción de su pareja; el paciente cree que "queda mal" con ella y esto, sea real o no, le influye negativamente.

DISMINUYE LA ACTIVIDAD SEXUAL

La queja más frecuente (cuando la dice) es que desde la enfermedad ha disminuido su actividad sexual. El 60 % de los varones parkinsonianos reconoce impotencia coeundi (incapacidad para la erección).Como se afecta el sistema nervioso autónomo la erección disminuye, la eyaculación se retrasa, o se adelanta demasiado (eyaculatio precox), y las mucosas del pene y la vagina lubrican poco. El problema aumenta si se asocian trastornos urinarios o intestinales (incontinencia, micción imperiosa, prostatismo, etc.).

TORPES CARICIAS

Como no puede moverse bien, el parkinsoniano se muestra lento y envarado con su pareja. No puede acariciar como antes, le tiemblan las manos, su cuerpo está rígido y le resulta difícil conseguir una postura satisfactoria para el coito. En ocasiones se muestra tan torpe cuando pretende una satisfacción sexual que se producen situaciones cómicas o aparentemente ridículas [II].

[I] Las consecuencias de ésta y otras situaciones nocturnas las comenta Blas Morales en el capítulo XIX (*¿Cómo pasa las noches el parkinsoniano?* Para describir la tensión ambiental su saber neurológico toma prestados elementos literarios de Poe y algún que otro escritor.

EL SEXO ES COSA DE DOS

La situación psicológica del paciente es muy importante. A veces, sus preocupaciones han hecho que el sexo pase a un segundo plano. Otras veces percibe que su compañero sexual no se excita como antes y teme verse rechazado. Ésta es una causa frecuente y casi nunca mencionada: la actitud del miembro "sano" de la pareja, no siempre es adecuada; debería tener la suficiente delicadeza, paciencia e, incluso, sentido del humor para resolver ciertas situaciones "comprometidas". El consejo profesional de un sexólogo puede, a veces, mejorar la situación.

FÁRMACOS CONTRA LA LUJURIA

La iatrogenia[II] es precisamente la causa más frecuente de impotencia y la lista de fármacos responsables es muy larga: anti-hipertensivos[III], psicotropos[IIII], digoxina, cimetidina, estrógenos, opiáceos, cocaína, marihuana, alcohol.

En la mujer, la dispareunia[IV] puede tener una explicación simple: el coito duele porque la mucosa vaginal está demasiado seca, le faltan las secreciones habituales, y la culpa suele ser de la medicación anticolinérgica o antidepresiva.

[I] Se denomina iatrogenia (del griego, yatros -médico, medicamento-) a los efectos, por lo general nocivos, producidos por la acción del médico o de los medicamentos.

[II] Alfametildopa, reserpina, clonidina, betabloqueantes, diuréticos.

[III] Neurolépticos, litio, tricíclicos, serotoninérgicos, sedantes, tetrabenacina.

[IV] Dispareunia (del griego, dys -alterado- y paurenia -coito-) significa que el coito resulta alterado, generalmente por dolor.

MUCHAS CAUSAS, MUCHOS MÉDICOS

Como la disfunción sexual tiene tan diversas causas, el tratamiento también será variado, multidisciplinar: neurólogos, internistas, urólogos, cirujanos vasculares, psicólogos y psiquiatras.

En primer lugar, se retirará o disminuirá la medicación que puede producir impotencia o falta de libido. Si la impotencia aparece en un parkinsoniano aún no tratado, comenzar con levodopa le mejorará notablemente. En los pacientes que ya seguían tratamiento, se ajustará la medicación dopaminérgica para mejorar la función motora: se persigue obtener más movilidad y menos movimientos involuntarios en el periodo de intercambio sexual. Las causas psicológicas (depresión, ansiedad, disminución real de la libido) deberán ser valorados y controlados con psicoterapia y, eventualmente, fármacos específicos (con atención a no empeorar la impotencia).

Si se descartan problemas psicológicos u orgánicos se puede utilizar la yohimbina [150]. Cuando el paciente está dispuesto, el parkinsonismo contraindica los conocidos tratamientos de la impotencia: implantaciones de prótesis de pene, constrictores, inoculación local de ciertas sustancias (el alfa-bloqueante fentolamina, el vasodilatador papaverina), cirugía vascular, etc.

Y otra posibilidad a considerar: que para una pareja concreta la relación sexual no resulte tan imprescindible o prioritaria como para compensar laboriosas investigaciones o demasiados ensayos terapéuticos en este terreno.

HIPERSEXUALIDAD

La hipersexualidad (que, ya lo dijimos, puede asociarse a impotencia) también afecta más a los varones.

Es mucho más rara, generalmente es un efecto secundario de los antiparkinsonianos (levodopa, agonistas dopaminérgicos, selegilina), y su intensidad se correlaciona con la dosis empleada. Puede ser la única alteración psíquica o aparecer en el contexto de un delirio o una hipomanía.

Si la psicoterapia no es efectiva, hay que disminuir la medicación dopaminérgica o asociar un tranquilizante suave.

ILUSIONES O ALUCINACIONES SEXUALES

También son producidas por los dopaminérgicos. El paciente imagina (a veces sintiéndose culpable, otras no) que diversas personas (conocidas o no) e incluso animales participan en supuestos intercambios sexuales, combinandose en ocasiones fantasías masturbatorias o elucubraciones celotípicas.

Estas ilusiones o alucinaciones son más frecuentes por la noche por lo que un sedante o hipnótico suave puede resolver el problema. Si no es suficiente, habrá que reducir la dosis de levodopa u otros dopaminérgicos.

Y GALOPA LA NOCHE EN SU YEGUA SOMBRÍA[(II)]

Cuando un parkinsoniano ha sufrido su enfermedad durante todo el día, cuando esperamos que la noche y el sueño aliviarán transitoriamente la rigidez, harán soportable la dificultad motora y suprimirán unas horas el temblor, nos equivocamos [26]. No hay tregua en sus molestias:

> *"La noche no siempre anuncia una clemente mejoría de los síntomas de la enfermedad, que por el contrario pueden llegar a ser particularmente molestos"* [144].

Podemos encontrar trastornos del sueño propiamente dicho (disomnias), manifestaciones cuya relación con el sueño es variable o indirecta (parasomnias), y síntomas parkinsonianos que se presentan con mayor frecuencia durante la noche y que no necesa-riamente dependen del sueño.

EL SUEÑO DE LOS PARKINSONIANOS ES DIFERENTE

En la regulación del sueño intervienen circuitos que dependen de neurotransmisores diferentes (acetilcolina, noradrenalina, do-pamina, serotonina, etc.). Estas sustancias, sobre todo las dos últimas, están disminuidas en el cerebro de los parkinsonianos, por lo que resulta lógico que su sueño (y también sus ensueños) sean anormales. Las alteraciones son aún más evidentes en los

---

[(I)] Sigo endeudándome con poetas para hacer más sonoros los títulos. Para el parkinsoniano la noche resulta sombría porque empeoran los síntomas. Y me recordó a Neruda: **"*Galopa la noche en su yegua sombría, desparramando espigas azules sobre el campo*"**.

parkinsonianos que sufren alucinaciones, en los que destacan grandes aberraciones del sueño REM [II], incluyendo una importante reducción de su tiempo total (sólo 3 minutos, mientras que en el grupo sin alucinaciones el promedio era 50 minutos) [58].

AL QUE MADRUGA... PARKINSON

El famoso refrán (*"Al que madruga, Dios le ayuda"*) intenta mostrar las ventajas de levantarse temprano, posiblemente en alusión a valores como la diligencia, el orden y la posibilidad de iniciar el trabajo con prontitud.

Curiosamente, se ha demostrado [112] que los parkinsonianos son preferentemente "madrugadores". No puede deducirse que madrugar favorezca el Parkinson; podría ser al revés, que las alteraciones de neurotransmisores de la enfermedad favorezcan un tipo especial de sueño (en este caso, con latencia REM más corta, como en los depresivos), o pudiera ser coincidencia.

También podría ser la propia personalidad del parkinsoniano (laborioso, ordenado, responsable) el que le lleve a unos hábitos de sueño más ortodoxos. Interprétese como sea, pero el hecho es que los parkinsonianos suelen levantarse temprano y hay pocos trasnochadores, o sea, muchos "gorriones" y pocos "búhos".

Por si acaso, si empieza a notar temblor en una mano, jubile su

---

[I] El sueño REM es la fase en que se sueña y esto coincide con movimientos oculares rápidos (REM son las siglas inglesas de Rapid Eyes Movements).

despertador, y no tenga prisa en levantarse por las mañanas.

INSOMNIO y DESPERTARES

Difícil tienen conciliar el sueño y, cuando lo consiguen, se despiertan con frecuencia, lo que suele molestar a su pareja [223]. El insomnio puede ser idiopático o secundario. Este último puede estar relacionado con los síntomas nocturnos de la enfermedad de Parkinson, con la demencia, con la propia medicación, o con la depresión.

Muchas personas de edad (no sólo parkinsonianos) se quejan de insomnio precoz o inicial, y una de las causas es la ansiedad. En los pacientes tratados, el primer sospechoso es la selegilina, un inhibidor de la MAO B que tiene efectos de tipo anfetamínico (de hecho, se utiliza para la narcolepsia). [121]

También puede producirse insomnio precoz en los pacientes que empiezan con levodopa [II]. En estos casos de insomnio yatrógeno, deben reducirse las dosis y adelantar las tomas.

En el insomnio tardío, el paciente se duerme pronto pero despierta de madrugada. Suele indicar depresión, pero hay que descartar antes otras causas; por ejemplo, que el paciente tome alcohol para conciliar el sueño, que aunque favorece su inicio, fragmenta el sueño y produce un despertar precoz. Otras veces, simplemente se despiertan pronto porque se acuestan muy

---

[I] La levodopa es una feniletilamina que potencialmente tiene efectos de tipo anfetamínico, suprimiendo más selectivamente el sueño REM

pronto.

AYUDAS PARA DORMIR [11]

A corto plazo, se pueden usar hipnóticos, pero que no sean barbitúricos (porque deprimen el centro respiratorio y producen adicción). Se elegirán benzodiacepinas, evitando subir las dosis.

Muchas veces es posible usar benzodiacepinas más ansiolíticas que hipnóticas, que son suficientes para favorecer el sueño aunque no lo produzcan directamente. Los hipnóticos a largo plazo estropean la memoria.

Si se usan hipnóticos es muy recomendable dejar de tomarlos al menos un día en semana (por ejemplo el sábado, recomendando al paciente que ese día se quede hasta tan tarde como quiera). Se deben interrumpir a temporadas los hipnóticos. O bien tomarlos sólo 1 ó 2 veces a la semana. Cuidado con los que roncan mucho o tienen problemas respiratorios.

LAS PESADILLAS AVISAN DE LA PSICOSIS

Las pesadillas o los sueños demasiado reales en parkinsonianos son avisos de que la bioquímica cerebral está alterándose y de que puede aparecer en cualquier momento un cuadro de psicosis o de confusión mental. Las pesadillas pueden ser idiopáticas (de causa no conocida) o inducidas por la medicación. La

---

[I] En el capítulo 9 ("Un farmacéutico surtido y amable") se aparece una descripción más detallada de los fármacos utilizados para el insomnio en los parkinsonianos

medicación dopaminérgica induce frecuentemente sueños intensos: habrá que reducir la dosis total o eliminar la toma nocturna.

La reducción o eliminación de fármacos psicotropos puede ser beneficiosa en algunos enfermos mientras que, en otros, la adición de algunos psicotropos puede resultar útil. El tratamiento con clozapina (o la nueva olanzapina) puede ser muy beneficioso, en especial cuando se precisan dosis de dopaminérgicos que pueden producir psicosis.

EL SIMPÁTICO SE IRRITA[11]

Existen también alteraciones del sistema neurovegetativo, en especial el simpático, a las que cada vez se otorga más importancia: hipersialorrea (exceso de saliva), hipersecreción sebácea (causante de la típica "máscara" o "cara en pomada"), hiperhidrosis (exceso de sudor), trastornos vasomotores, hipotensión ortostática (atención a los tratamientos con hipotensores, que además se potencian al añadir levodopa).

NO REGALE PERFUME A UN PARKINSONIANO

---

[1] Voy a explicarlo de un modo breve y simple: el sistema neurovegetativo es un componente del sistema nervioso relativamente independiente ("autónomo") y de él dependen muchas funciones involuntarias, automáticas. Tiene una parte *"simpática"* (del griego *syn* -que significa "con"- y *pathos* -emoción-) que se activa durante los estados emocionales (ira, miedo, alerta, huida). La otra parte, *"parasimpática"* se asocia más con situaciones de tranquilidad, relajación, digestión o descanso.

El olfato de los parkinsonianos es realmente malo. La mayoría no aprecian los olores normales y, menos aún, se detienen en sutilezas olfativas. De hecho esta sería una prueba diagnóstica con respecto a otras enfermedades que conservan el olfato como el temblor esencial [45] o la parálisis supranuclear progresiva [70].

LA LUZ HACE ESTORNUDAR

Muchos parkinsonianos refieren un hecho curioso: estornudan cuando, tras haber permanecido cierto tiempo en una habitación con poca luz, salen a la calle o a un sitio más iluminado. Esto es motivo de polémica en algunos foros de Internet [II]: son muchos los parkinsonianos que aseguran que les ocurre, mientras otros dicen que eso también es frecuente en personas sanas.

[I] PARKINSN: Parkinson's Disease - Information Exchange Network" <PARKINSN@ LISTSERV.UTORONTO.CA>

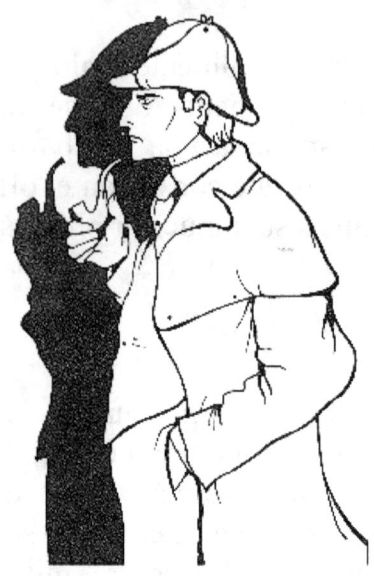

FIGURA 7.Dibujo del famoso investigador Sherlock Holmes, prototipo literario de Conan Doyle sobre las excelencias de una observación minuciosa.

El CAPITULO VII está dedicado al diagnóstico de la enfermedad de Parkinson, que se basa en la inspección u observación clínica.

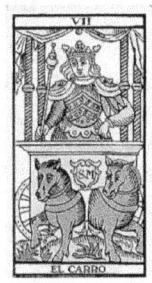

VII. El diagnóstico

A estas alturas el lector se cree -espero- capaz de reconocer a un parkinsoniano. Si no hay más que fijarse en que anda muy despacio, en que ha perdido soltura, en que se queda quieto demasiado tiempo, y, si encima tiembla.... Lo normal sería que, con los primeros síntomas, el paciente tuviese totalmente orientado su diagnóstico, pero no es así.

CUATRO AÑOS DE RETRASO

Sorprendente, pero real: lo habitual es que transcurra un promedio de 4 años entre el comienzo clínico[I] de la enfermedad y su diagnóstico [162]. Debe ser que los médicos aún no han tenido la oportunidad de leer mi libro.

[I] Entendemos por comienzo "clínico" de la enfermedad cuando ya han aparecido los síntomas (temblor, rigidez, falta de movilidad). Hay otras alteraciones "sutiles" que se pueden verse desde mucho antes (la llamada fase "premórbida": del latín *pre* -antes de- y *morbus* -enfermedad-). La fase premórbida puede preceder muchos años a los síntomas.

Bromas aparte, lo cierto es que muchos enfermos de Parkinson se tiran años dando vueltas de una consulta a otra, habitualmente Reumatología (*"no se mueven bien por la artrosis"*, les dicen) o Psiquiatría (*"es que está deprimido, por eso no hace nada"*).

Lo malo es que, en ese periodo sin diagnóstico, el paciente, no sólo no recibe tratamiento adecuado, sino que puede estar tomando fármacos para otros procesos que pueden agravar su Parkinson.

LA VISTA ES LA QUE DIAGNOSTICA

Hay casos en que hasta el neurólogo tiene dudas sobre el diagnóstico (cualquier colega sabe que en ocasiones podemos "patinar", tanto al afirmar que tiene Parkinson como al negarlo). Pero lo habitual es que un especialista diagnostique al enfermo nada más entrar a la consulta. La vista ("inspección" es el término técnico) es el arma principal del médico para diagnosticar esta enfermedad. Y esto ya lo hacía James Parkinson hace siglo y medio, cuando por la calle reconocía a sus pacientes [II].

En realidad no hacen falta pruebas especiales para el diagnóstico. Las que se hacen (analítica, neuroimagen) es para descartar otros procesos que pueden confundir o superponerse al principal.

[I] Lo mismo hacía el fotógrafo que usaba el Prof. Codina para sus pacientes (ver cap. XIX).

HAY MUCHO DIAGNOSTICADOR SUELTO

Los propios parkinsonianos o sus familiares, que han vivido estrechamente con la enfermedad, son los que más atención ponen cuando ven a otra persona con síntomas parecidos. Por eso, una gran cantidad de los pacientes que recibimos por primera vez vienen dirigidos por un vecino o amigo.

Un jaquecoso o un diabético no reconoce a sus compañeros de fatigas, pero los parkinsonianos se distinguen fácilmente entre sí, en las salas de espera, en el autobús o en el supermercado. Les resulta entonces fácil entablar conversación sobre su enfermedad, sobre los medicamentos que toma (si le sientan bien o no) y, muy especialmente, sobre el neurólogo que le atiende.

Los médicos no saben hasta qué punto esta red de información funciona: pueden hacer subir o hundir a un profesional (unas veces merecidamente, y otras no tanto). Un ejemplo extremo es el de los foros de parkinsonianos en Internet: allí se preguntan unos a otros sobre como le trató el Dr. X o cuentan los beneficios o penalidades obtenidos tras la intervención que le hicieron en el hospital Z.

¿QUIERE SABER SI TENDRÁ PARKINSON?

Usted no tiembla ni tiene ningún otro síntoma que sugiera enfermedad de Parkinson. Ni siquiera es demasiado ordenado o autoexigente y se mueve con agilidad y soltura. Pero porque un familiar suyo tiene Parkinson, o por cualquier otro motivo, le preocupa la posibilidad de llegar a tener esta enfermedad.

¿Quiere salir de dudas y, con años de antelación, saber si está cerca de ser parkinsoniano? Sólo tiene que gastar dinero. Se desplaza a un centro super-especializado (hasta hace poco sólo en el extranjero) donde dispongan de una técnica llamada PET (tomografía por emisión de positrones) y pide que le hagan una prueba inyectándole una sustancia radioactiva parecida a la levodopa, la 18-fluorodopa. Según la cantidad de esta sustancia que capten sus núcleos grises del cerebro se sabrá si estas zonas le funcionan mejor o peor y si está más o menos próximo a la enfermedad.

ERRORES DE DIAGNÓSTICO

Los errores de diagnóstico más frecuentes en la enfermedad de Parkinson vienen determinados por la coincidencia o confusión con otros procesos.

En especial, se tendrán en cuenta: los casos de temblor, de "torpeza" o de pérdida de fuerzas que afectan a un solo lado; los pacientes que empiezan por síntomas sensitivos; los trastornos propios del envejecimiento "normal"; la asociación de depresión o demencia; la artrosis, la "falta de riego" (insuficiencia vascular cerebral), los otros temblores (sobre todo el temblor esencial) y el resto de movimientos anormales.

HEMIPARKINSON: SÓLO UN LADO

En la mayoría de los parkinsonianos al principio se afecta sólo un lado. Este hemiparkinsonismo da pocos problemas al comienzo; para cuando produce molestias importantes los síntomas suelen haberse extendido a los miembros opuestos.

Pero, si no hay temblor, en un paciente con "pérdida de fuerzas" de un lado, es relativamente fácil que se piense en una hemiparesia[II] y el médico, puede tener dudas de diagnóstico con un tumor u con otro tipo de lesiones lentamente progresivas y que afectan al lado contrario del cerebro[III] .

NO TODO ES MOTOR EN EL PARKINSON

Los dolores y otros síntomas sensitivos también pueden confundir. En el Parkinson se afectan principalmente las funciones motoras, y esto es lo que suelen tener en mente tanto el médico como el paciente. Pero, aunque no lo dicen espontáneamente, hasta el 40 % de los pacientes ha presentado síntomas sensitivos al principio [147], y suelen considerarse debidos a "artrosis".

TODOS LOS VIEJOS SON UN POCO PARKINSONIANOS.

Con el envejecimiento "normal" la actividad motora disminuye, se hace más lenta y aparece cierto grado de temblor (temblor senil), lo que, en muchos casos, se confunde con enfermedad de Parkinson. Y a la inversa, un parkinsonismo puede pasar

---

[I] Hemiparesia (de hemi-, mitad, y -paresia, debilidad) significa debilidad en la mitad del cuerpo, habitualmente en el brazo y pierna (miembros superior e inferior) del mismo lado.

[II] Como es conocido, la mitad derecha del cerebro (hemisferio cerebral derecho) controla el movimiento y recoge la sensibilidad del lado izquierdo del cuerpo, y a la inversa. Esto se debe al cruce de fibras nerviosas que se produce en el tronco del encéfalo.

desapercibido porque se atribuye a "los años" los síntomas iniciales.

DEPRESIÓN: ¿SOLA O EN COMPAÑÍA DE OTROS?

Otra confusión frecuente es la depresión. Estos pacientes comparten con los parkinsonianos la disminución de su actividad motora y falta de iniciativa. De hecho, en casi la mitad de los casos, ambos procesos se dan consecutivamente o se superponen.

LA DEMENCIA VIENE AL FINAL

La demencia (deterioro de memoria y de otras funciones intelectuales) puede darse en el parkinsoniano, pero prácticamente siempre aparece al final de su evolución. Atención a la disminución precoz de las facultades intelectuales, pues esto sugiere un diagnóstico diferente a enfermedad de Parkinson.

LA "FALTA DE RIEGO" PUEDE PARECER PARKINSON

Las enfermedades vasculares cerebrales (arterioesclerosis cerebral y otras) pueden dar síntomas parecidos a los de la enfermedad de Parkinson, pero casi nunca el síndrome completo de temblor, rigidez, hipocinesia y alteración de reflejos posturales. Por otro lado, esos pacientes responden mal a la levodopa.

¿QUÉ ES TEMBLOR?

No todo el que se mueve involuntariamente tiene temblor. Según el concepto clásico (Déjerine, citado por Gil [88]), el temblor es un movimiento involuntario caracterizado por oscilaciones rítmicas que describe una parte del cuerpo respecto a su posición de equilibrio.

Esta definición imponía como criterios esenciales: la ritmicidad, la alternancia de contracciones en músculos agonistas y antagonistas, la desaparición durante el sueño, y su exageración por las emociones, el frío y la fatiga. Hay definiciones [74, 79] más modernas y precisas de temblor[II], pero son más difíciles de comprender por el no iniciado.

LOS OTROS TEMBLORES

Hay muchos tipos de temblor. Aparte del que se observa en la enfermedad de Parkinson, la relación de temblores es larga y sólo mencionamos los principales: temblor fisiológico, senil, esencial (o idiopático), timopático (psicógeno o ´"nervioso"), cerebeloso, traumático, etc. Describiremos brevemente los más comunes.

TODOS TEMBLAMOS UN POCO

El temblor fisiológico, que es un fenómeno normal, sería la

[I] Fahn (1991) define el temblor como oscilaciones involuntarias de cualquier parte del cuerpo respecto a cualquier plano, cuya frecuencia y amplitud pueden ser regulares o irregulares y que son el resultado de la acción alternante o sincrónica de grupos musculares y sus antagonistas. Más simple y operativa es la descripción de Elble y Koller (1990): temblor es cualquier movimiento involuntario aproximadamente rítmico y groseramente sinusoidal.

forma más frecuente de temblor y es típicamente postural (se desencadena al mantener una postura determinada).

A lo largo de la vigilia todos los músculos presentan temblor fisiológico, e incluso aparece en algunas fases del sueño. El movimiento que produce es tan fino que apenas se distingue a simple vista (es más visible en las puntas de los dedos de las manos si se mantienen estirados)

LOS VIEJOS TIEMBLAN MÁS

El temblor senil: el temblor es uno de los signos neurológicos más característicos del paciente anciano y, en cierto modo, puede considerarse "normal" o habitual encontrar cierto grado de temblor en pacientes de edad avanzada.

Por otro lado, aunque determinados temblores comienzan en la infancia o juventud, la mayoría se manifiestan en la sexta o séptima década. Independientemente de cuando se inicia o de cuál sea la causa, todos los temblores se van a ir agravando con el paso del tiempo y tienen una evolución acelerada y grave en las personas ancianas. Su sistema de control motor es deficitario en neurotransmisores y, por tanto, es más fácil el desequilibrio ante diferentes noxas.

EL TEMBLOR ESENCIAL EMPIEZA ANTES

El temblor esencial es uno de los frecuentes fallos de diagnóstico. Es una enfermedad diferente tanto en su causa, como en su pronóstico y tratamiento, por lo que es imprescindible diferenciarla. Resumiendo y simplificando: si lo que tiembla es la cabeza o la voz, se trata de un temblor esencial; si lo que tiembla es la lengua o el mentón, estamos ante una enfermedad de Parkinson.

De hecho el temblor esencial o "idiopático" es aún más frecuente que la enfermedad de Parkinson: por cada parkinsoniano hay más de dos pacientes con temblor esencial y, según algunas estadísticas, entre las personas mayores de 65 años la prevalencia de pacientes con temblor esencial es hasta diez veces más. Este temblor tiene una evolución muy lenta, y generalmente es benigno: muchos pacientes ni siquiera van al médico, pueden pasar muchos años atribuyéndose a que el sujeto tiene "mal pulso". Por supuesto que cuando el temblor esencial requiere tratamiento (no siempre) también los fármacos a emplear serán distintos.

EL VARIOPINTO TEMBLOR ESENCIAL

El temblor esencial tiene muchas caras o, dicho técnicamente, una expresión clínica muy variable [74, 149]. Algunas formas de temblor esencial ocurren sólo o preferentemente durante actividades específicas (como escribir o mantener un objeto en una posición particular), por lo que entrarían en la categoría de los denominados "temblores ocupacionales". Otras variantes de temblor esencial son los temblores de partes corporales aisladas (de cabeza, de la voz, de la lengua, del mentón o de la cara), el denominado temblor ortostático (que aparece fundamentalmente en las piernas cuando el paciente se encuentra de pie) y los recientemente reconocidos temblores postraumáticos (el temblor aparece tras lesionarse perifericamente la parte corporal afectada) [132].

PERSONAS NERVIOSAS QUE TIEMBLAN

Los temblores psicógenos o timopáticos se producen, como su nombre indica, por una situación o estado psíquico alterado, y son frecuentes en pacientes con ansiedad o histeria. Disminuyen o desaparecen cuando se distrae al paciente [47], al contrario de lo que ocurre en temblores orgánicos como el parkinsonismo (el paciente puede disminuir mediante concentración su temblor que reaparece al distraerse).

Los temblores psicógenos tienen un comienzo típicamente brusco y no aumentan con el paso del tiempo (también al revés que los orgánicos).

EL INTENCIONADO TEMBLOR CEREBELOSO

Hay otros temblores producidos por lesiones del cerebelo muy variadas: alteraciones congénitas, infecciones, tumores, procesos degenerativos, esclerosis múltiple, etc. El temblor cerebeloso es predominantemente intencional (aparece al realizar un acto voluntario) y disminuye o desaparece en reposo, al contrario de lo que suele ocurrir en el temblor parkinsoniano.

MOVIMIENTOS QUE NO SON TEMBLOR

Lo importante es diferenciar el temblor de los otros movimientos involuntarios que aquí me limito a nombrar: corea, balismo, atetosis, distonía, asterixis, clonus, mioclono y tics. Para las definiciones, el lector interesado puede consultar obras clásicas al respecto [3, 131].

CUANDO UN ANCIANO TIEMBLA

Si una persona de edad avanzada presenta un temblor de inicio relativamente reciente, nuestra primera actuación será una anamnesis orientada a conocer antecedentes familiares de trastornos del movimiento y, muy especialmente, una relación detallada de la medicación que ha tomado en los meses anteriores (los pacientes de este grupo de edad suelen olvidar datos importantes que será necesario obtener de la familia).

Las personas mayores suelen padecer afecciones variadas que condicionan una polifarmacia. En concreto habrá que investigar si toman fármacos antihipertensivos, psicotropos, antagonistas del calcio (cinarizina y flunaricina) etc.

Si no hay antecedentes familiares ni de exposición a fármacos, el siguiente paso es descartar la asociación de alteraciones extrapiramidales o neurológicas de otra índole.

ENTRE DOS TEMBLORES
Casi siempre la duda diagnóstica se reduce a las dos enfermedades más frecuentes que producen temblor: ¿tiembla porque tiene Parkinson o se trata de un temblor esencial?

La mayoría de los pacientes con temblor esencial empiezan jóvenes y suelen temblar otros familiares; en esos casos, el diagnóstico es fácil.

El problema es cuando el temblor esencial ha empezado a edad avanzada y sólo afecta a un miembro de la familia; estos casos esporádicos de temblor esencial pueden confundirse con enfermedad de Parkinson, y más aún si el temblor añade un "componente de reposo" o si se asocia una "marcha senil". En estos casos la exploración clínica es definitiva: si hay rigidez y bradicinesia es enfermedad de Parkinson [II]

HAY SÍNTOMAS QUE NO CUADRAN

Hay otros síntomas que aunque pueden darse ocasionalmente en el Parkinson, resulta muy raro que aparezcan al principio por lo que debe pensarse en otra enfermedad: trastornos del movimiento de los ojos (sugieren parálisis supranuclear progresiva), afectación preferente de la marcha con caídas desde el comienzo (hidrocefalia), aumento exagerado de los reflejos en miembros inferiores (mielopatía).

La precoz aparición de piramidalismo, rigidez excesiva, apraxia, piramidalismo, síntomas cerebelosos o del sistema nervioso autónomo apuntan a un parkinsonismo degenerativo (Parkinson plus).

[I] Una discreta "rueda dentada" puede verse en cualquier temblor postural, pero la asociación de rigidez y bradicinesia no se ven en temblor esencial y sí en enfermedad de Parkinson. [215]

SÍNTOMAS RAROS AL COMIENZO

Los síntomas raros al comienzo de la enfermedad de Parkinson, suelen verse cuando ya se lleva varios años diagnosticado. Si aparecen antes, debe dudarse que sea una enfermedad de Parkinson típica: temblor cefálico, disfagia, trastornos de marcha, demencia, signos autonómicos precoces, rigidez o apraxia prominentes, trastornos de la marcha y caídas.

CÓMO DIAGNOSTICA EL MÉDICO

Ya dijimos que no hay exploraciones específicas para diagnosticar enfermedad de Parkinson, aunque hay algunos métodos para valorar su presencia. El diagnóstico se basa en la exploración neurológica, principalmente la observación visual: qué postura tiene el paciente, cómo parpadea, qué expresión facial tiene, cómo es el temblor si lo tiene, qué movimientos espontáneos tiene, cómo camina, si bracea poco o mucho mientras anda, cómo se da la vuelta, etc.

También es importante explorar el tono (si hay rigidez al movilizar la muñeca u otras articulaciones) y ver cómo se comporta al ordenarle movimientos repetitivos o alternativos. Si los síntomas son sugerentes puede ensayarse la respuesta a la levodopa u otros antiparkinsonianos. Si un paciente no mejora con levodopa, debe ponerse en duda el diagnóstico de enfermedad de Parkinson. La apomorfina subcutánea puede servir como diagnóstico del temblor de reposo (mejora claramente a los parkinsonianos) [122].

El uso de scanner (tomografía axial computerizada) o resonancia magnética puede ser útil para descartar otras enfermedades que recuerdan la de Parkinson.

EXPLORACIONES SOFISTICADAS

En el diagnóstico cada vez se emplean más las determinaciones electromiográficas y los acelerómetros [74]. Combinando estas dos técnicas se puede predecir la aparición de temblor y, por tanto, hacer el diagnóstico precoz (subclínico) de pacientes con riesgo de temblor esencial o parkinsonismo.

Una forma "casera" de cuantificar el temblor es utilizando una tableta digitalizadora adaptada a cualquier ordenador compatible [75], que reproduce el temblor que se produce durante la escritura o dibujo; mediante diferenciación numérica y análisis espectral se puede cuantificar la amplitud y frecuencia del temblor.

Hay pruebas complementarias muy complejas como el estudio de neurotransmisores en líquido céfalo-raquídeo [II]. Otra técnica avanzada, que comienza a desarrollarse en España, es la PET (tomografía por emisión de positrones). Se inyecta un isótopo (18-fluorodopa) y se estudia la forma en que lo capta el cerebro, en concreto el putamen [III], uno de los ganglios de la base. En el temblor esencial la captación es igual que en un sujeto normal, pero en los parkinsonianos, desde el principio el putamen recoge

---

[I] Recientemente se ha desarrollado un sistema de cromatografía líquida con múltiples detectores electroquímicos capaz de cuantificar de 20 a 30 sustancias neuroquímicas de LCR (u otro medio) en 20-25 minutos [124].

[II] De los ganglios de la base cerebral (tan importantes en el movimiento), el putamen es el más externo. En latín *putamen* significa corteza o cáscara: lo que está más afuera.

muy poco isótopo (hasta un 35 % menos en las fases iniciales).

Ya hay un " marcador¨de enfermedad de Parkinson, aunque sea muy caro.

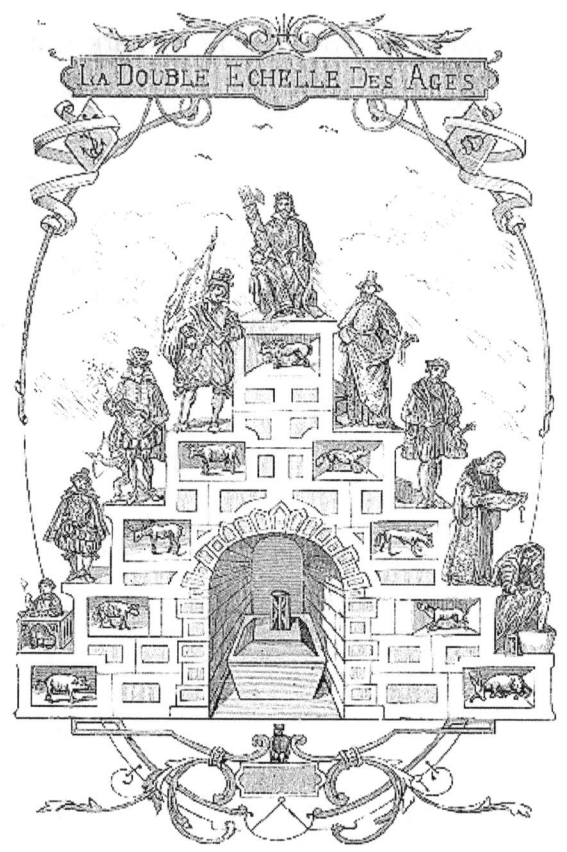

FIGURA 8. Evolución o etapas de la vida (s. XVII).

En el CAPÍTULO VIII analizamos los cambios evolutivos de la enfermedad de Parkinson a lo largo de los años.

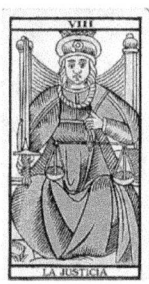

VIII. ¿Cómo evoluciona la enfermedad?

Ya dijimos que la degeneración de la sustancia nigra no produce ningún síntoma hasta que se llega a un deterioro importante (cuando han muerto tres de cada cuatro neuronas). Hay algunos tóxicos que rápidamente matan una gran cantidad de células; por eso, los síntomas aparecen poco después y el paciente o su médico rápidamente los relacionan con la causa. Pero, habitualmente, la pérdida de neuronas es un proceso lento que va instaurándose poco a poco.

ENFERMOS SIN SABERLO

Un paciente con sólo la mitad de neuronas en la sustancia nigra es un parkinsoniano en potencia aunque ni él ni sus familiares notarán nada anormal hasta años después.

Sin embargo, observando minuciosamente, pueden encontrarse detalles que no se corresponden con su edad: se mueven menos que antes, parpadean más raramente, su cara ha perdido expresión, mantienen más tiempo una misma postura o mueven menos los brazos mientras caminan.

Los "verdaderos síntomas" no se aprecian hasta años después. Es famoso el caso del futbolista que desarrolló la enfermedad en la quinta década de la vida, y sin embargo, unos años antes, cuando él todavía jugaba profesionalmente al fútbol, en los vídeos (repasados con posterioridad) aparecían ya signos característicos.

LARGO PERIODO LATENTE

El comienzo bioquímico y fisiopatológico de la enfermedad de Parkinson tiene lugar muchos años antes de los primeros síntomas reconocibles. Desde esta perspectiva, la enfermedad de Parkinson no puede considerarse una afección " senil".

Casi el 30 % de los pacientes reconoce haber padecido algunos síntomas antes de los 50 años, y un 10 % incluso antes de los 40 años. Las proteicas[II] características del inicio y evolución de la la enfermedad hacen imposible establecer una fecha exacta de comienzo de los síntomas, como James Parkinson ya dijo [III] .

SÍNTOMAS CLAROS A LOS 57 AÑOS

Independientemente del largo y tortuoso inicio, el promedio de edad en que los pacientes tienen claros síntomas de la

---

[I] Proteico significa variado, que tiene muchas facetas o aspectos. Es un término muy usado en Medicina, pero que pertenece al lenguaje común. Viene de Proteo, dios marino que pasó a simbolizar la versatilidad por su capacidad de metamorfosearse a voluntad [207], como en el pasaje en que, para intentar escapar de Menelao, se transforma sucesivamente en león, serpiente, pantera, jabalí, agua corriente y árbol frondoso [104].

[II]   *So slight and nearly imperceptible are the first inroads of this malady, and so extremely slow is its progress, that it rarely happens, that the patient can dorm any recollection of the precise period of its commencement "* (Parkinson 1817).

enfermedad se sitúa en los 57 años

DIAGNÓSTICO A LOS 61 AÑOS

Siempre hablando de promedios, como suele tardarse cuatro años en diagnosticar la enfermedad, la mayor parte de los pacientes sabrá lo que realmente les pasa a los 61 años.

DIFERENTES EVOLUCIONES

No hay dos parkinsonianos iguales, cada uno tiene una combinación de síntomas y un ritmo de evolución diferente.

Académicamente podemos distinguir formas clínico-evolutivas, según el tipo de síntoma predominante y la rapidez evolutiva de la enfermedad se distinguen:

1) Una forma *completa (tremo-rígido-acinética)*: la más frecuente, en la que, en poco tiempo, se superponen los síntomas característicos de la tríada: el temblor, la rigidez y la acinesia; tiene una rapidez de evolución media.

2) Las formas *tremóricas*, en las que el temblor es el único o principal síntoma; responden menos a la levodopa pero su evolución es menos mala que las otras.

3) Formas *rígido-acinéticas*: la ausencia del temblor hace que tarden más en diagnosticarse; tienen peor pronóstico.

LA ENFERMEDAD NO ES LO QUE ERA

La enfermedad de Parkinson se ha desnaturalizado en el mundo occidental. Los residentes de Neurología apenas si tienen oportunidad de observar la evolución " natural" de estos pacientes y, cuando lo hacen, sólo durante pocos meses. Casi siempre verán enfermos tratados, con más o menos acierto, y la compleja semiología de las fases evolutivas tardías se diferencia bastante de la que observaba a principios de siglo.

Ahora, los síntomas clásicos aparecen "contaminados" por los efectos a largo plazo de los fármacos o, muchas veces, " enriquecidos" al asociarse otros procesos relacionados con la mayor supervivencia (demencia, encefalopatía vascular, etc) [8]. La evolución "natural" de la enfermedad no se da hoy día en los países desarrollados. Debido al diagnóstico y a que pronto se les da levodopa, casi siempre atendemos a pacientes con evolución "modificada" de la enfermedad de Parkinson.

ESCALAS DE EVOLUCIÓN

Cuando el paciente va al neurólogo puede observar que se le hacen una serie de exploraciones rutinarias, un poco largas, siempre las mismas, que investigan determinados aspectos de la esfera mental, de las actividades de la vida diaria, de su capacidad motora o de las complicaciones del tratamiento.

Si estos exámenes son siempre los mismos, en el mismo orden y el médico va escribiendo números, le están pasando la denominada "Escala Unificada"[II]. Es la escala más utilizada utilizada y está validada como la mejor aproximación al estado clínico real del paciente.

La escala de Hoehn y Yahr, muy utilizada por su simplicidad, se limita a dividir la enfermedad en cinco estadios: afectación unilateral (I), bilateral (II), inicio de alteración de reflejos posturales (III), incapacidad severa (IV) y confinamiento en silla o cama (V).

Para el paciente (y para el médico), lo más importante no es el grado de rigidez o la exploración de los reflejos posturales, sino lo que puede o no hacer realmente. En esa línea, hay escalas sencillas que valoran exclusivamente el porcentaje de actividades de la vida diaria que puede realizar el paciente (escala de Schwab y England) .

RITMO DE DETERIORO " NATURAL"

Antes de la llegada de la levodopa el promedio de vida desde el comienzo de la enfermedad era de diez años [113]; en ese tiempo se pasaría del estadio I al V de Hoehn y Yahr.

Naturalmente, la medicación ha modificado muy favorablemente estas expectativas, y es de suponer que se siga mejorando.

[I] Las diversas escalas de valoración pueden encontrarse en muchos libros sobre el tema (por ejemplo en Alberca et al 1996). En nuestro país, uno de los mejores especialistas en escalas es Pablo Martínez Martín, y hay una monografía de Santiago Giménez Roldán [89] sobre valoración de los diversos trastornos del movimiento, incluida la enfermedad de Parkinson.

¿CUÁNDO MUEREN LOS PARKINSONIANOS?

La supervivencia y calidad de vida de los parkinsonianos cambió radicalmente tras la introducción de la levodopoterapia, y sigue mejorando. Pero aún hoy, viven menos y peor que los sujetos sin esta enfermedad.

Se han hecho diversos trabajos al respecto, de los que escogemos dos recientes [28, 248]. Los parkinsonianos mueren alrededor de los 78 años (77 los varones, 79 las mujeres) lo que representa cuatro años menos de la expectativa de vida de la población general: 82 años (81 los varones, 84 las mujeres)[II].

¿CÓMO MUEREN LOS PARKINSONIANOS?

En la mayoría, la muerte sobreviene por infecciones (casi siempre respiratorias), afecciones cardiacas (isquemia coronaria) y cerebro-vasculares.

La mortalidad es mayor si se asocia demencia, pero la supervivencia depende fundamentalmente de que nuestro tratamiento sea eficaz y de que diagnostiquemos y tratemos adecuadamente los problemas concretos asociados al parkinsonismo.

[I] Los resultados exactos, para el primer estudio son: parkinsonianos 77 años (77.29. ∀ 1.92) si son varones y 79 (79.11 ∀ 2.47) si son mujeres, mientras que la población general viviría, respectivamente, 80.69 y 84.37 años). En el segundo trabajo los resultados son similares: los afectados por la enfermedad de Parkinson murieron a los 77.6 años y los "sanos" a los 83.5.

De ahí la importancia de este capítulo: algunos pacientes hubiesen vivido más años si hubiesen recibido el consejo de comer sólo en fase "on" y con suplemento de medicación para evitar aspiraciones).

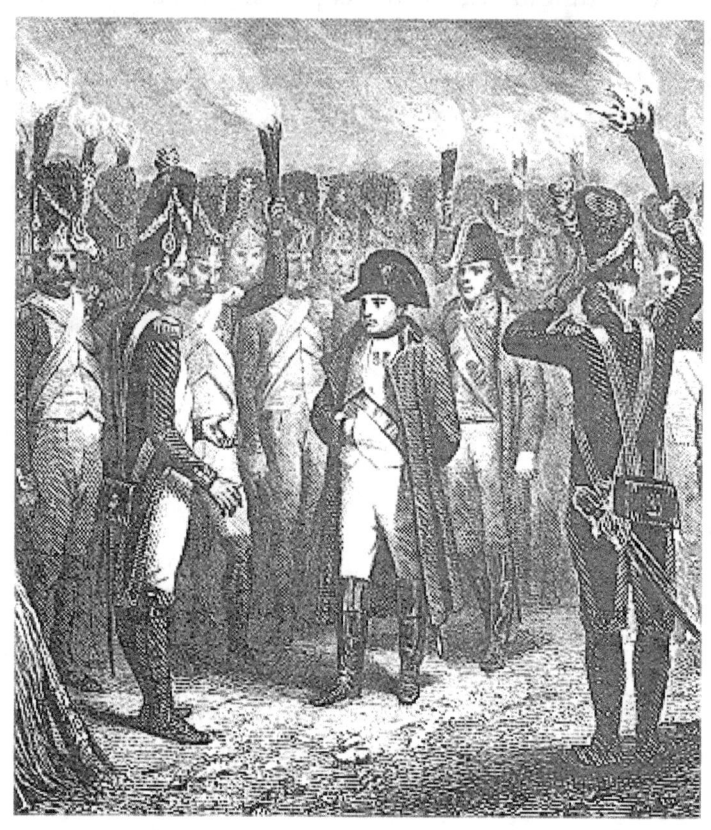

FIGURA 9. Napoleón, prototipo de estratega, pasa revista a sus tropas en este cuadro de Raffet.

El neurólogo debe ser un estratega (CAPÍTULO IX) para decidir cuándo y cómo iniciar el tratamiento de la enfermedad de Parkinson, y su continuación.

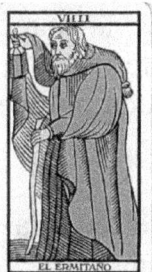

IX. Un neurólogo estratega

El parkinsoniano no es el capítulo de un texto de Neurología. Es un hombre, o una mujer, que empieza a temblar o perder agilidad. Como el problema sigue, empieza a preocuparse, y un día se decide -al fin- a consultarnos, mientras mastica su miedo, porque sabe que podemos confirmarle que lo que tiene es la enfermedad que ya le había dicho su vecino.

Mientras le estamos hablando de que, por ahora, no conviene tomar Sinemet o Madopar, él está pensando en su trabajo (si es que aún lo tiene), en lo que dirán sus amigos o en cómo se lo tomará su cónyuge. Su vida va a cambiar desde el momento en que salga de nuestro despacho. ¿Cómo se va a organizar la vida a partir de ahora? Eso es lo que a él le importa. Y el neurólogo, que además de médico es hombre, debe tener la suficiente sensibilidad para plantearle la situación, la claridad del diagnóstico y el plan estratégico que adoptarán -juntos- para mejorar la situación.

CUESTIÓN DE ESTRATEGIA

El neurólogo debe definir la estrategia[II] de tratamiento según sea el paciente. A la consulta puede llegar un parkinsoniano de

---

[I] El término estrategia proviene del vocabulario militar (estrategos = general) y, en acepción traslaticia o figurada, define el arte para llevar bien un asunto.

65 años que hace poca vida social y el temblor de la mano izquierda (el síntoma más destacado) apenas le molesta; se le puede aconsejar que, por ahora, no le vamos a dar nada porque quedan muchos años por delante.

Otras veces es un paciente de 80 años, con bajo nivel cultural, que acabamos de diagnosticar y que no tiene a nadie que le explique las dosis crecientes de agonistas; una opción sería dar levodopa como único fármaco. O bien, se presenta un famoso abogado de cincuenta años que, desde hace meses, ha observado una creciente pérdida de agilidad; le advertimos que no conviene utilizar medicamentos "fuertes" tan pronto, pero no está dispuesto a renunciar a su situación profesional; entonces prescribimos selegilina y/o agonistas dopaminérgicos.

RESPONSABLE A LARGO PLAZO

El neurólogo es el responsable de la estrategia a largo plazo de su paciente. Otros médicos, sobre todo el médico general, verán al parkinsoniano, le harán pequeñas modificaciones de medicación, subirán un poco la levodopa cuando le noten muy "parado" o suprimirán el antidepresivo que causa estreñimiento. Pero todo hasta que llegue la revisión por el especialista. Lo ideal, es una buena conexión entre ambos médicos.

El paciente debe saber que no hay ningún tratamiento que detenga o restaure la degeneración de células de la sustancia nigra. Pero que disponemos de terapias que alivian la sintomatología notablemente.

EL "TRAJE" DEBE SER A MEDIDA

El tratamiento será individualizado en función del tipo de síntomas, de la incapacidad funcional "personal" y de la relación entre beneficio y riesgos. No se pueden dar normas fijas, sólo algunos criterios generales de tratamiento [I]. Es preciso incluir una fisioterapia (muy importante: véase el capítulo de rehabilitación) y una psicoterapia de apoyo. Hay que adaptarse a la situación personal y a cómo responde cada paciente ante un fármaco concreto. Hay que dejar claro al paciente que no vamos a eliminar los síntomas sino sólo a mejorarlos, y que nos vamos a quedar cortos de medicación para no hipotecar su futuro. Puede ser bueno emplear desde el inicio varios fármacos a dosis bajas.

La elección de los fármacos se hará [150] en función de la edad, de si hay o no temblor, de si asocia hipotensión o afectación cognitiva, etc. Para los cambios de medicación nos podremos "del lado del paciente": en lugar de una larga escala es preferible preguntarle por cómo se han modificado sus actividades en la vida cotidiana.

DOS OÍDOS, UNA SOLA LENGUA

Lo decía Epicteto [III], el filósofo esclavo: " La Naturaleza nos ha dado dos oídos y una sola lengua; lo que significa que debemos escuchar el doble de lo que hablamos". Esto es especialmente cierto para el médico que se lanza a prescribir un

---

[I] Para profundizar en el tratamiento del Parkinson, pueden consultarse, en español, varias monografías: Alberca R y Ochoa JJ (1995), Alberca R, González Maldonado R y Ochoa JJ (1996) y Obeso JA, Tolosa E y Grandas F (de inminente aparición).

[II] Epicteto, filósofo estoico del siglo I, fue esclavo de Epafrodito y le liberó Nerón. No he leído ni el *Enquiridión* ni los *Coloquios* (libros de su discípulo Arriano sobre lo que decíasus enseñanzas orales) por lo que la cita es prestada: encabeza el capítulo de trastornos auditivos en la clásica obra Scientific Foundations of Neurology (Critchley McD et al 1972).

tratamiento. No sólo debe atender las características individuales del caso sino, incluso, las preferencias del paciente.

Es imprescindible escuchar al paciente (siempre) y a la familia (casi siempre). Ellos son los testigos de cómo realmente " funciona" la medicación. Si el paciente dice que está mejor y que hace bien sus tareas cotidianas la puntuación de cualquier otra escala es menos importante. Él sabe mejor que nadie si el nuevo fármaco le "sienta" mejor que el anterior, si le desvela o le estriñe. Sus familiares nos dirán, más rápido que cualquier test neuropsicológico, si está de mejor carácter o si ha perdido memoria.

15 AÑOS DE RELACIONES

El jaquecoso tiene pocas variaciones en sus cefaleas y pronto aprende a resolverlas por sí mismo, la mayoría de los epilépticos viene una o dos veces al año y el demente dejará pronto de comunicarse eficazmente con nosotros. Pero el parkinsoniano es un paciente "para toda la vida". Y él lo sabe. No le agrada tener que contar cada vez su enfermedad, la forma peculiar en que a él le afecta o el modo particular en que responde a las diversas medicaciones. Por eso será muy cuidadoso en escoger su médico (al principio consultará a varios) pero, si llegó a decidirse por nosotros, su fidelidad será permanente, pasará más revisiones (incluidas las telefónicas) que ningún otro y, es muy probable, terminaremos con cierto grado de amistad. Prepárense ambos, enfermo y médico para una larga relación que, en promedio, durará 15 o más años [188].

Habrá que explicarle, progresivamente y evitando detalles alarmantes, las características de la enfermedad, su curso variable, que modifica poco la expectativa de vida, que los fármacos son eficaces pero incompletos, las posibles complicaciones y las fundadas esperanzas en nuevos tratamientos. No olvidemos, aunque no esté indicado en su caso, comentarle que puede ser útil un tratamiento quirúrgico (si no se lo decimos nosotros, se lo comentará alguien o lo leerá en la prensa). El vínculo médico-enfermo, tan importante siempre es, si cabe mucho más necesario entre el parkinsoniano y su neurólogo habitual.

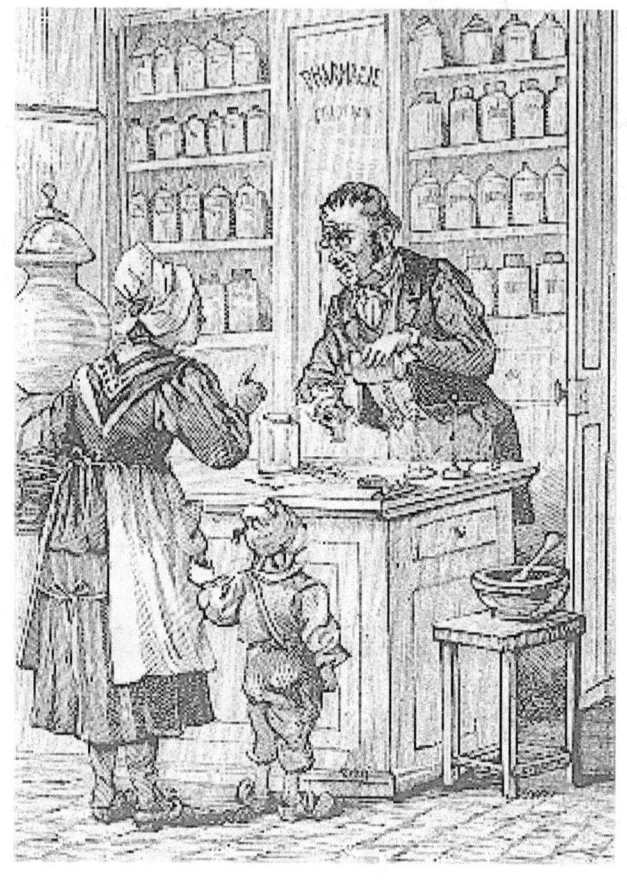

FIGURA 10. El farmacéutico despacha medicamentosen un ambiente pasado de moda.

El CAPÍTULO X señala la necesidad de encontrar un farmacéutico bien surtido, que conozca los diversos medicamentos, sus efectos y las posibles complicaciones.

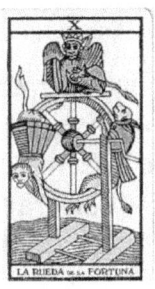

X. Un farmacéutico bien surtido

El neurólogo ya ha puesto el tratamiento. Pero conviene que el parkinsoniano se lleve bien con su farmacéutico habitual. Que no equivoque los medicamentos y que los tenga siempre disponibles (hay muchas variantes y dosis de la misma marca), que oriente sobre los efectos secundarios que pueden aparecer, que haga preparaciones especiales (como clozapina en pequeñas dosis o levodopa en solución).

Esto son situaciones especiales. De entrada, veamos qué es lo que hay en la farmacia que nos pueda interesar.

SU MAJESTAD LA LEVODOPA

Es el fármaco más importante para la enfermedad de Parkinson y el primero que supuso un tratamiento sintomático de una enfermedad neurológica degenerativa.

En la enfermedad de Parkinson falta dopamina y hay que suministrarla. Pero si damos por boca dopamina o la inyectamos no llega al cerebro porque hay una especie de filtro (la barrera hemato- encefálica[II]) que lo impide. Sin embargo, sabemos que que las neuronas producirán su propia dopamina si se les suministra algunos materiales como la levodopa. Y eso hacemos: se le da al paciente levodopa, que sí atraviesa la "barrera" hemato-encefálica", y sus propias neuronas producen más dopamina.

Esto requiere que la "fábrica" (las neuronas) se mantenga funcionando. Al principio de la enfermedad no hay problema porque en la sustancia nigra (que es donde principalmente se realiza el trabajo de convertir levodopa en dopamina) hay suficientes neuronas. Y con dosis bajas de levodopa se consigue suficiente dopamina para que el paciente mantenga en buenas condiciones motoras durante muchas horas. Pero conforme avanza el proceso, se van perdiendo y, con menos células disponibles, el trabajo de conversión es más lento e irregular, y va perdiendo eficacia. Por eso aparecen los problemas que se agudizan con el paso del tiempo.

Una dificultad añadida es que la levodopa no sólo actúa en el cerebro (donde su efecto va a ser beneficioso para el parkinsoniano), sino que también actúa en otros órganos como el corazón o el aparato digestivo, produciendo efectos indeseables como taquicardia, náuseas y vómitos. Esto era especialmente evidente en los primeros tratamientos, cuando se utilizaba levodopa sola. Después se descubrió que podían evitarse estos efectos periféricos dando la levodopa junto con alguna otra sustancia (carbidopa o benserazida).

[I] El concepto de "barrera" hematoencefálica significa que hay un dispositivo que hace de filtro entre la sangre (hematos) y el cerebro o encéfalo (encefalos) impidiendo el paso de algunas sustancias (como la dopamina) aunque permite que pasen otras.

LEVODOPA + CARBIDOPA (Sinemet).

El Sinemet [II] es uno de los fármacos más conocidos por los parkinsonianos. La idea es limitar los efectos adversos de la levodopa asociando una sustancia (la carbidopa) que destruye la levodopa en la sangre (con lo cual no deja que dañe al corazón o al estómago, y así se evitan las taquicardias o vómitos). Y como la carbidopa no puede atravesar la barrera hemato-encefálica y la levodopa sí, ésta puede seguir actuando en el cerebro, transformándose en la necesaria dopamina.

Sí hay que tener en cuenta las distintas proporciones entre levodopa e inhibidor. El Sinemet 25/250 fue la presentación original y significa que hay 25 miligramos de carbidopa (el inhibidor) por 250 miligramos de levodopa (la sustancia activa); están pues en una proporción 1:10.

Como algunos pacientes seguían teniendo náuseas a pesar de esa dosis de carbidopa, se subió la proporción del inhibidor que pasó de 1:10 a 1:4, en el denominado Sinemet Plus 25/100 que tiene 25 miligramos de carbidopa (los mismos que tenía el Sinemet 25/250) pero en el que se ha reducido la cantidad de levodopa a 100 miligramos. En esta presentación hay pues menos levodopa (y proporcionalmente más inhibidor), luego produce menos náuseas y efectos secundarios pero mejora algo menos los síntomas [III] .

[I] Pocos médicos o pacientes conocen la curiosa etimología de Sinemet. Viene de las palabras latinas *sin* (sin) y *emetare* (vomitar) = que no produce vómitos.

[II] Aquí surge el equívoco, difícil de comprender por algunos pacientes: para aliviar sus problemas motores, un Sinemet Plus tiene menos de la mitad de potencia que un Sinemet "normal" (el "Plus" hace referencia a la proporción del inhibidor, y en mi opinión, podría haberse buscado una denominación que no indujese a la confusión).

LEVODOPA + BENSERAZIDA (Madopar)

Es la opción de Francia y otros países, pero el sistema es el mismo: los efectos adversos de la levodopa se amortiguan aquí con la benserazida, una sustancia de acción muy similar a la carbidopa.

El producto comercial se denomina Madopar (50/200), que significa que cada comprimido tiene 50 miligramos del inhibidor (benserazida) y 200 miligramos de levodopa. Se trata pues de una proporción alta de inhibidor (1:4), similar a la de las formas "Plus" del Sinemet.

MÁS INHIBIDOR AL COMIENZO

Cualquiera que sea el inhibidor o amortiguador de los efectos secundarios de la levodopa, es al principio cuando es más necesario, cuando el paciente no se ha acostumbrado a la levodopa y sufre frecuentes náuseas y vómitos.

Conforme van pasando los meses y los años, el parkinsoniano tolera cada vez mejor la levodopa y entonces no es necesario añadir tanto inhibidor, e incluso puede ser perjudicial mantener una proporción alta (1:4) de inhibidor. Por eso, no se extrañe el paciente si después de que su médico le hablase de las ventajas del Sinemet Plus 25/100, cuando pasen los años vuelva a sustituírselo por el " anticuado" Sinemet 25/250.

LEVODOPA *TARDA* [1]

Una cosa es la proporción entre levodopa y su inhibidor (todo lo que hemos dicho antes) y otra totalmente diferente la forma en que se absorbe y elimina la levodopa. Si administramos un comprimido normal de levodopa desde que la sustancia llega a la sangre hasta que es eliminada pasan sólo 60-90 minutos. Eso significa que si un paciente toma un comprimido cada 8 horas, unas veces tiene levodopa y otras no. Al principio de la enfermedad, esos ascensos y descensos rápidos de la levodopa en sangre no los nota el paciente que se encuentra bien casi todo el día. Pero conforme avanza el proceso, el paciente va notando que se queda sin levodopa porque empeora su movilidad (lo que se conoce como " wearing off", o efecto de fin de dosis) y está deseando tomar la siguiente pastilla.

Aparte de las oscilaciones en los síntomas, se supone (con razón) que la elevación y descenso rápidos de levodopa (los " pulsos" de levodopa) perjudican directamente la sustancia nigra. Para evitar eso aparecieron las formas retardadas de levodopa que consisten simplemente en un tipo de comprimido que, en lugar de disolverse rápidamente, lo hace por etapas y va liberando poco a poco la sustancia. Se consigue así que la concentración de levodopa suba y baje más lentamente y se mantiene más tiempo estable en sangre.

El fundamento de estas formas retardadas es que producen más beneficio y menos complicaciones. Se piensa que sería la administración intermitente o "pulsátil" de levodopa, mantenida durante meses, la causante de las discinesias y otras

---

[1] ***Tarda,*** en latín, significa lenta o retardada.

complicaciones tardías. Los dos laboratorios competidores tienen formas retardadas que se denominan Sinemet "Retard" [II] y Madopar "HBS".

La levodopa retardada tiene incuestionables ventajas pero no está exenta de efectos indeseados o inesperados, como ocasional deterioro de algunos pacientes [172]. Otras veces, el paciente mejora cambiando la proporción de levodopa/carbidopa (en un sentido u otro, dependiendo de la fase evolutiva). En estos casos, hay que plantearse el cambio de presentación o de combinación.

LEVODOPA *PRAECOX* [III]

En ocasiones lo que se pretende es conseguir un efecto rápido y corto de la levodopa, por ejemplo, para alguna actividad determinada, para superar un parón importante, o para, tomando dosis repetidas, disminuir las oscilaciones.
En estos casos puede recurrirse a tomar levodopa junto con bebidas carbónicas o con comidas ricas en hidratos de carbono (ver el aparto de dieta), que facilitan la elevación plasmática rápida de la levodopa. Puede recurrirse a soluciones "caseras" en que la levodopa se diluye en agua u otro líquido añadiendo un estabilizador para que no se estropee (sirve la vitamina C).

[I] En el caso del Sinemet, las presentaciones "Retard" son también de proporción 1:4 (25/100 y 50/200). En conjunto aparecen varias combinaciones con denominaciones poco afortunadas, que complican algo al inexperto pero que pueden resultar muy útiles según el efecto que se busca: Sinemet Plus Retard 25/100, Sinemet Retard 50/200 Sinemet 25/250, Sinemet Plus 25/100.

[II] *Praecox*, en latín, significa rápido o demasiado rápido.

Más recientemente, en esa línea, el laboratorio que fabrica el Madopar ha presentado una forma soluble: Madopar solución, de la que aún es difícil disponer.

El Madopar Dispersable, en tabletas de 125 (100+25) y 62.5 mg (50+12.5), que incorporan ácido cítrico, por lo que pueden ser tomadas como caramelo de agradable sabor. Las dosis bajas y su fraccionamiento, permiten un buen escalado de las dosis. Tampoco disponemos aún de ellas en España.

VITAMINA B6 CONTRA LEVODOPA

La vitamina B6 compite con la levodopa y disminuye su acción (sólo eso, si se toman juntas, no se produce ningún daño especial, únicamente es como si se hubiese tomado menos levodopa). Esto sólo se aprecia con dosis altas de vitamina B6 por lo que no hay que suprimir preparados polivitamínicos que lleven poca cantidad.

BROMOCRIPTINA CONTRA LA SECRECIÓN LÁCTEA

Cuando una mujer presenta una secreción láctea espontánea debe descartarse un tumor pequeño de la hipófisis que se llama prolactinoma. Generalmente no se requiere intervención, sólo tratamiento con algún fármaco que sea capaz de inhibir la secreción láctea.

El primero en utilizarse fue la bromocriptina. Se descubrió que, además de frenar la subida de la leche en la mujer sirve para mejorar los síntomas motores en la enfermedad de Parkinson.

Esto se debe a que es un agonista dopaminérgico [II], o sea, que produce una acción de algún modo parecida a la dopamina. Para conseguir la mejoría de los parkinsonianos se emplearon dosis de bromocriptina[III] mucho más altas de las inicialmente previstas.

Algunos propusieron retirar levodopa y tratarles exclusivamente con bromocriptina, pero las dosis necesarias eran entonces muy elevadas y los efectos secundarios importantes.

UNA BOMBA DE ... LISURIDE

Poco después de descubrirse los beneficios de la bromocriptina para el tratamiento del Parkinson apareció otro agonista dopaminérgico, el lisuride.

Es un potente agonista D2 y D3 pero tiene la desventaja de que su vida media plasmática [IIII] es muy corta, por lo que su efecto sobre los síntomas parkinsonianos duraba poco tiempo.

Para prolongar esos efectos y evitar las fluctuaciones de

[I] Agonista significa que realiza la misma acción que otro (antagonista sería lo contrario). Los agonistas dopaminérgicos son sustancias que realizan acciones parecidas a las que realiza la dopamina; actúan sobre determinados receptores de las neuronas que tienen ciertas diferencias entre sí y que se llaman D1, D2, D3, D4 y D5. Los agonistas dopaminérgicos más eficaces contra los síntomas parkinsonianos son los que actúan sobre receptores D2, pero los otros receptores también tienen funciones importantes aunque no bien conocidas.

[II] La bromocriptina es agonista D2 y antagonista D1.

[III] La "vida media plasmática" se relaciona con el tiempo que permanece una sustancia en plasma, desde que es absorbida (por el intestino u otra vía) hasta que es eliminada (por el riñón, hígado u otros medios).

respuesta se utilizaron bombas de perfusión subcutánea [II].

Debajo de la piel se instalaba un pequeño sistema que iba liberando muy lenta pero continuadamente una solución líquida de lisuride.

El sistema era ingenioso y alentó expectativas pero, tras una etapa de interés, fue desechado por los problemas de instalación y mantenimiento que requería.

PERGOLIDA: EL MÁS RECIENTE

De los agonistas dopaminérgicos hoy disponibles en farmacias, el más reciente es la pergolida. Su potencia es diez veces mayor que la de la bromocriptina y su vida media plasmática es quince veces más prolongada [253].

La pergolida comparte con la bromocriptina el agonismo D2 (el principal de cara a mejorar la respuesta motora) pero, además, es un buen agonista D1.

De las comparaciones entre ambos fármacos, varios autores dan resultados clínicos parecidos; pero las publicaciones más recientes vienen a destacar que la pergolida es más eficaz, permanece más tiempo en sangre y, en general, produce menos efectos secundarios.

[I] J.A. Obeso en Pamplona fue pionero en este campo.

CRÍTICA DE LA LEVODOPA PURA   [II]

Arrecian las críticas contra la levodopa como único fármaco antiparkinsoniano. La explicación es muy simple: la levodopa propiamente dicha no puede actuar sobre las células nerviosas. La acción la realiza la dopamina. Y para que la levodopa actúe hace falta que, previamente, las neuronas (las que queden sanas) la transformen en dopamina, que es la que mejora síntomas. Cuando progresa la enfermedad de Parkinson, y van muriendo las neuronas, ya no se puede transformar levodopa en dopamina, y por tanto no sirve para nada.

Una de las ventajas de los agonistas es que actúan directamente sobre los receptores de dopamina. Cuando llegan al cerebro, están inmediatamente disponibles y no necesitan (como la levodopa u otras sustancias) que las neuronas intervengan en metabolizarlos o transformarlos; por eso tampoco se generan radicales libres ni otros productos de desecho que pueden ser tóxicos.

Otra cualidad es que, precisamente porque su acción no necesita de las neuronas, cuando éstas vayan muriendo al progresar la enfermedad, los agonistas (pergolida, bromocriptina u otros) van a seguir siendo igual de eficaces [4]. La tercera ventaja es que la absorción de los agonistas apenas se ve influida por la comida (a diferencia de lo que ocurre con la levodopa).

[I] Todos saben que el título alude a la famosa " Crítica de la razón pura" (***Kritik der reinen Vernunft***, 1787) de Kant.

Y, finalmente, no se necesitan tantas tomas al día porque los agonistas duran en sangre mucho más que la levodopa.

LAS AFINIDADES ELECTIVAS [II]

Sea cual sea el agonista elegido, suelen combinarse con levodopa. Los agonistas tienen afinidades "electivas" por determinados receptores. Todos los que se usan en la enfermedad de Parkinson son agonistas D2, mientras que su afinidad por los otros receptores (D1, D3, D4 y D5) es lo que les diferencia [159].

En los últimos veinte años se han ensayado más de 40 diferentes tipos de agonistas dopaminérgicos, y otros siguen en fase experimental. Enriquecerán el arsenal terapéutico cuando demuestren su eficacia en los ensayos clínicos. Hasta ahora, destacan la cabergolina, el pramipexol y el roperinol, aunque aún no están comercializados en nuestro país.

EL CURA Y EL MONAGUILLO

El fármaco más eficaz es la levodopa, pero necesita un ayudante. La combinación de levodopa y un agonista dopaminérgico desde el principio puede reducir los efectos secundarios a largo plazo [188]. El agonista dopaminérgico mejora, por sí mismo, la respuesta motora, y esto permite reducir la dosis de levodopa,

---

[I] En "Las afinidades electivas" (*Die Wahlverwandtschaften*, 1809) Goethe [91] se pregunta si en el mundo de la pasión existen atracciones *"electivas"* como las que rigen la trabazón de ciertos elementos químicos.

que es la principal causa de los problemas tardíos. Incluso puede empezarse sólo con agonista, y esto es adecuado sobre todo para los enfermos jóvenes. Pero, sea como sea el inicio del tratamiento, después de cierto tiempo, casi todos los parkinsonianos deben combinar la levodopa con alguno de los agonistas disponibles: el cura trabaja mejor con monaguillo. Y en las dosis respectivas casi todos están de acuerdo: poca cantidad de levodopa y la que se necesite de agonista.

Tanto la levodopa como el agonista dopaminérgico se adaptarán al paciente. De levodopa puede utilizarse Sinemet (levodopa-carbidopa) o Madopar (levodopa-benserazida) indistintamente, pero lo que el neurólogo debe adaptar a cada paciente es la proporción (1:4 ó 1:10) que le sea más eficaz y, sobre todo, decidir sobre el uso de formas retardadas o dispersables.

El agonista dopaminérgico elegido también depende de la respuesta individual del paciente. El que primero se utilizó fue la bromocriptina (Parlodel), luego el lisuride (Dopergín) y, últimamente, la pergolida (Pharken)[II]. El neurólogo, debe decidir el que sea más eficaz y menos problemas dé en cada caso, y para ello escuchará muy atentamente la "impresión" del paciente pues hay ciertas "afinidades" individuales. En ocasiones, después de cierto tiempo con un agonista, cambiar a otro puede resultar beneficioso.

ESCUDEROS, ASISTENTES Y AYUDANTES

[I] Hay otros agonistas "de diseño" que todavía no están disponibles en nuestro medio: cabergolina, ropirenol, pramipexol, etc..

Ya hemos dicho que la sustancia más eficaz en la enfermedad de Parkinson es la levodopa y que prácticamente todo el mundo está de acuerdo en que hay que combinarla (antes o después, más bien antes) con agonista dopaminérgico. Pues bien, la lista de medicamentos que necesita o puede necesitar el parkinsoniano no acaba aquí. La corte de fármacos auxiliares es muy extensa: selegilina, amantadina, anticolinérgicos, antialérgicos, antioxidantes, neuroprotectores, citicolina y otros.

LA "PROTECTORA" SELEGILINA

La Selegilina (Plurimen) es un inhibidor de la MAO-B y se le atribuye un efecto "protector" sobre las neuronas[II] . Hubo una época en que a la selegilina se le atribuyeron exageradas cualidades rejuvenecedoras (algunos llegaron a presentarla casi como un elixir de la eterna juventud); por contra, algunas publicaciones han cuestionado su empleo. La selegilina es un fármaco útil, en especial al comienzo de la enfermedad, sobre todo en pacientes jóvenes, y permite retrasar o reducir el tratamiento con levodopa. Tiene además un ligero efecto antidepresivo y parece que, en los pacientes que la utilizan, mejoran las funciones cognitivas [63].

ANTIGRIPAL CONTRA EL PARKINSON

[I] Puede retrasar la muerte de las células de la sustancia nigra disminuyendo el metabolismo oxidativo de la dopamina y, por tanto, inhibiendo la producción de radicales libres; también rece activar la transmisión dopaminérgica activando mecanismos tróficos [198].

La amantadina se utilizaba contra la gripe y otras enfermedades víricas. Hasta que se descubrió su efecto antiparkinsoniano (aumenta la liberación de dopamina). No es eficaz en todos los acientes (sólo se le ve utilidad en dos de cada tres) pero si actúa, lo hace enseguida (los síntomas mejoran en dos o tres días) y durante varios meses. Desgraciadamente, su efecto disminuye con el tiempo, y suele retirarse (por inútil) antes del año.

UNA INYECCIÓN CONTRA EL BLOQUEO

La apomorfina se utilizaba en el tratamiento del alcoholismo. Hace mucho tiempo que se demostró su efecto antiparkinsoniano pero se abandonó por los intensos efectos secundarios. Hace unos años ha vuelto a ponerse de moda para tratar los casos de bloqueo grave, por vía subcutánea. En caso de que el paciente se "pare" o bloquee, se le administra la apomorfina debajo de la piel, con una jeringuilla igual que las de insulina para diabéticos. El efecto es rápido pero corto (unos 30-45 minutos); para evitar las náuseas que produce el paciente debe estar en tratamiento previo con antieméticos [II] (como el domperidone o Motilium).

ANTICOLINÉRGICOS DE DOBLE FILO

Los anticolinérgicos, son todavía útiles en las formas en que predomina el temblor. Pero se usan cada vez menos, porque su empleo resulta fisiológicamente contradictorio: ya está disminuida la transmisión colinérgica en la enfermedad de

---

[I] Antieméticos son fármacos que se usan contra náuseas y vómitos, pero hay que tener cuidado con ellos en estos pacientes pues muchos agravan el parkinsonismo por su efecto antidopamina. El domperidone (Motilium) es útil y seguro porque no llega al cerebro.

Parkinson para disminuirla aún más.

Los más conocidos son el trihexifenidilo (Artane) y biperideno (Akineton). Tienen mala (y merecida) reputación como inductores de trastornos cognitivos (pérdida de memoria, episodios de confusión); también producen sequedad de boca y estreñimiento. Pero, a pequeñas dosis y en pacientes jóvenes (en los que estarían más indicados), pueden, además de disminuir el temblor, producir un cierto efecto "euforizante" que, colateralmente, puede beneficiar el fondo depresivo de algunos enfermos [123].

ANTIALÉRGICOS EN EL PARKINSON

Los antihistamínicos o los antidepresivos tienen suaves efectos anticolinérgicos, son mejor tolerados y representan una alternativa, sobre todo los antidepresivos tricíclicos (pero están completamente contraindicados los antidepresivos inhibidores de la MAO).

QUE NO SE OXIDE LA SUSTANCIA NIGRA

Los antioxidantes, como la vitamina E, son sustancias que eliminan radicales libres por lo que evitarían el daño que hacen a la sustancia nigra. Las esperanzas iniciales que se tuvieron en esta vitamina no parecen cumplirse: después de tomarla diariamente, no se observa mejoría clínica significativa, posiblemente debido a su limitada penetración cerebral [6, 14].

OTROS NEUROPROTECTORES

Gangliósidos GM1: Aunque algunos [187] advierten que faltan datos y que pueden tener efectos secundarios (algunas neuropatías agudas motoras), los gangliósidos han demostrado experimentalmente algún efecto neuroprotector [108, 109] y, clínicamente, se mostraron eficaces y seguros en 10 pacientes en los que, tras infusión endovenosa, los propios enfermos se lo autoadministraron subcutáneamente durante 18 meses [224].

TOLCAPONE: ACABA DE LLEGAR

Este mismo año iniciamos en España (simultáneamente con otros países) los ensayos clínicos con tolcapone, una nueva sustancia. Su modo de acción es diferente: a través de la inhibición de una enzima, prolonga la acción de la levodopa, y los primeros datos parecen positivos. No aparecerá en farmacias hasta 1998.

¿SIRVE LA CITICOLINA?

Aunque su eficacia clínica es cuestionada por algunos, la citicolina tiene ciertamente una acción nootropa[II], y se emplea para el deterioro cognitivo, para mejorar el nivel de conciencia en traumatismos craneoencefálicos o incluso para mejorar la agudeza visual [48]. Recientemente se ha aprobado su uso por la restrictiva FDA (asociación americana para control de medicamentos). Puede utilizarse como fármaco auxiliar, potenciando algo los efectos de la levodopa.

¿SE EQUIVOCÓ EL MÉDICO DE TRATAMIENTO?

[I] Nootropo (de noos=mente y tropos=favorecer) son sustancias utilizadas como estimuladores de memoria y otras funciones intelectivas.

Si el parkinsoniano mira el prospecto de ese último medicamento que le ha mandado su neurólogo puede pensar que éste se ha equivocado: si yo no tengo epilepsia, ni estoy loco, ni tengo vómitos, ¿para qué me ha mandado esto? En caso de duda, preguntar (que podría ser realmente una equivocación). Pero habitualmente no. Hay sustancias con indicaciones particulares (antiepilépticas, antidepresivas y otras) en las que se ha encontrado o se supone cierta acción antiparkinsoniana.

Me limitaré a mencionarlas: lamotrigina (antiepiléptico)[139], dextrometorfano [142], inhibidores MAO-A como la moclobemida [228], albuterol (agonista beta2-adrenérgico) [13], fluoxetina (antidepresivo, potenciador de la transmisión serotoninérgica con estudios a favor[72,181] y en contra[180]), buspirona (antipsicótico contra las dis-cinesias)[34], toxina botulínica [(II)] [191], famotidina[179], ciclosporina A[247] y dihidroergocristina[35].

[(I)] Algunos emplean la toxina botulínica para temblores extremos, pero también puede ser necesaria en parkinsonianos que sufren dolorosas distonías del pie en fase "off"

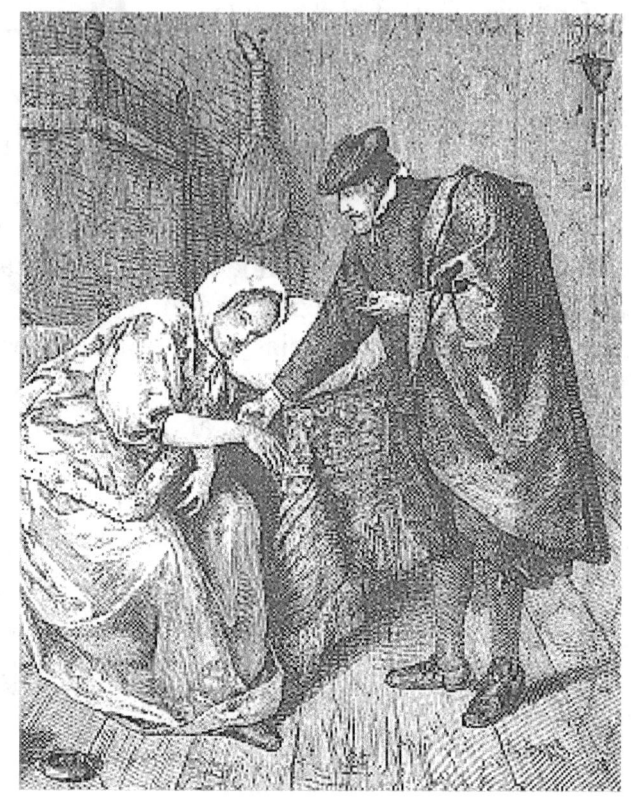

FIGURA 11. Médico de cabecera del siglo XVII examinando a su paciente.

En el CAPÍTULO XI defendemos la importancia de un buen médico general que se ocupe del día a día de los pacientes con enfermedad de Parkinson.

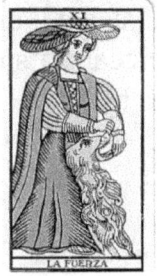

XI. Un buen médico general

Para el parkinsoniano es importante la estrategia de tratamiento a largo plazo que elabora su neurólogo. Pero la batalla cotidiana, el día a día de su enfermedad tiene que resolverlo con su médico de cabecera, con el que le conoce de toda la vida. La sensatez y pericia de un buen médico general [I] es una de las principales armas contra el Parkinson.

DOCTOR, NO EMPEORE MI PARKINSON

La primera norma del médico es no dañar al paciente (*"Primum non nocere"*, decía el clásico). Y es lo que hay que evitar. Un buen médico general vigilará celosamente que sus pacientes mayores no tomen ciertos fármacos con acción anti-dopa que favorezcan el parkinsonismo; o, si son necesarios, utilizarlos en periodos cortos y bajo estricta vigilancia.

Por otro lado, si en un paciente se ha diagnosticado la enfer-

---

[I] Hay médicos muy preparados que sólo tienen conocimientos técnicos (la *Techné* griega) y más bien son "técnicos en Medicina". La sensatez y pericia de un buen médico no se aprende en revistas ni en Medline, exige gran dosis de humanismo y está más cerca del arte (la *Ars* latina). Yo la aprendí de mi padre, un médico de pueblo que siempre se pone de lado del paciente, ese señor que viene a resolver su problema.

medad, evitará empezar con dosis altas de levodopa que al principio mejoran espectacularmente, pero están hipotecando su futuro, pues tendrán pronto complicaciones del tratamiento.

CONFIANZA CERCANA

El parkinsoniano va al neurólogo, según los casos, dos a seis veces al año. De él obtendrá la opinión especializada y las líneas estratégicas básicas para su tratamiento. Pero debe tener confianza en alguien cercano, un buen médico general que le comprenda, que esté bien informado de su situación neurológica, que sepa suficiente de la enfermedad de Parkinson, que pueda resolverle los problemas concretos que se presentan y que, en un momento dado, sea capaz de decidir sobre la marcha una modificación del tratamiento hasta consultar al especialista.

NO SÓLO DE PARKINSON SE ENFERMA

No todas las molestias de los parkinsonianos derivan de esta enfermedad. Un paciente de Parkinson suele tener otras enfermedades que, por sí solas, producen síntomas o agravan los del proceso principal. Incluso puede que el parkinsonismo sea relativamente benigno en relación a alteraciones más graves.

Las otras enfermedades o sus medicaciones pueden influir en el curso o en el tratamiento de la enfermedad de Parkinson. La sensatez del médico general, el que conoce al paciente "de toda la vida" será necesaria para diferenciar unos síntomas de otros, o para dar prioridad a unos u otros tratamientos.

CORAZÓN Y PULMÓN

El parkinsoniano puede tener dificultades para caminar de origen no neurológico. Si se queja en los paseos algo largos debe atenderse a una eventual disnea de origen cardio-respiratorio. La medicación antiparkinsoniana puede poner de manifiesto una insuficiencia cardiaca latente (por isquemia coronaria o arritmia) cuyos síntomas son reveladores para el médico general.

HIPERTENSIÓN E HIPOTENSORES

Conocido el diagnóstico, el médico general evitará hipotensores que pueden empeorar la enfermedad de Parkinson (como la clonidina) o interaccionar con la levodopa (como la metildopa). También usará con mucha precaución los diuréticos que pueden empeorar la hipotensión ortostática en pacientes que toman levodopa o agonistas dopaminérgicos.

LOS "MAREOS" SON MUCHOS

Si un parkinsoniano empieza a sufrir lo que de modo vago describe como "mareos", el médico general debe diferenciar si se debe a la aparición de una hipotensión ortostática por algún medicamente nuevo, a la asociación de insuficiencia vásculo-cerebral, a empeoramiento de los alterados reflejos posturales o a la sedación provocada por tranquilizantes. Una buena anamnesis apoyada en el largo conocimiento del paciente son las claves del diagnóstico y... del tratamiento.

ARTROSIS-PARKINSON-ARTROSIS.

Es imprescindible atender los diversos problemas osteo-articulares que presentan los parkinsonianos, secundarios a las posturas anómalas, a la inmovilidad o a las distonías, que condicionan artrosis y deformidades esqueléticas en los miembros inferiores y columna vertebral. La hipocinesia parkinsoniana empeora las articulaciones, y la artrosis aumenta la inmovilidad. En caso de discinesias o alteración de reflejos posturales, el riesgo de caídas y fracturas óseas es elevado.

GLAUCOMA Y PRÓSTATA

El glaucoma (aumento de la presión dentro del ojo) y los problemas de próstata suelen empeorar con los fármacos anticolinérgicos. Y el paciente puede haber olvidado comentarlo al especialista.

HERNIA DE HIATO

La levodopa y agonistas dopaminérgicos pueden abrir la válvula hiatal, favoreciendo el reflujo del jugo gástrico hacia el esófago que se inflama. Si hay náuseas y vómitos, la esofagitis empeora.

El médico general estará atento a esta complicación en sus pacientes con hernia de hiato, que resultan especialmente predispuestos a las lesiones mucosas esofágicas de tipo erosivo o incluso hemorrágicas.

HEPATOPATÍAS

El médico general debe comprobar las modificaciones analíticas (transaminasas, bilirrubina) o la aparición eventual de ictericia si un paciente con hepatopatía conocida, reciente o antigua, empieza a tomar antiparkinsonianos.

MELANOMA Y LEVODOPA

Aquella zona pigmentada de la piel ha empezado a crecer desde que el paciente toma levodopa. El médico general puede adelantarse al desarrollo de un melanoma.

LA LISTA NEGRA

Algunas sustancias usadas en intervenciones quirúrgicas (merperidina) pueden producir reacciones peligrosas en pacientes tratados con selegilina. No siempre se dan casos tan graves.

Pero hay una serie de medicamentos que pueden empeorar la enfermedad de Parkinson, provocar parkinsonismo (al menos en algunos individuos) o producir reacciones con los antiparkinsonianos. Aquí damos una relación[II], que podría ampliarse, de las sustancias (entre paréntesis los nombres comerciales más usados).

[I] Resumo, con algunas modificaciones, la larga lista de fármacos que el Dr. Martí Massó, verdadero experto en la materia, propone.

Neurolépticos: butiroferonas (Haloperidol), tioridacina (Meleril, Visergil), pimozida (Orap), flupentixol (Deanxit), flufenacina (Celesemine), trifluoperacina (Eskazine), clorpromacina (Largactil), tiapride (Tiaprizal).

Antidepresivos: amoxapina (Demolox), perfenacina (Mutabase, Deprelio).

Antieméticos[II], *procinéticos, antivertiginosos*: metoclorpramida (Primperán), metopimazina (Vogalén), clebopride (Flatoril, Clan-zoflat), tietilperacina (Torecán), sulpiride (Dogmatil, Tepazepam, Ansium), dixiracina (Vertigum).

Hipotensores: reserpina (Adelfán, Brinerdina, Tensiocomplet), metildopa (Aldomet).

Antagonistas del calcio: flunaricina (Sibelium, Flurpax), cinarizina (Stugeron, Clinadil).

Otros: buspirona (Buspar, Narol, Ansial), litio (Plenur).

Algunos de estos fármacos pueden tolerarse en dosis bajas, o incluso utilizarse para aprovechar una determinada acción. En caso de duda, debe consultarse al médico de cabecera o al neurólogo.

[I] Antieméticos son sustancias utilizadas contra las náuseas y los vómitos.

CONEXIÓN MÉDICO GENERAL-ESPECIALISTA

La tendencia de la medicina actual es a salvar las barreras entre los niveles de atención primaria y especializada. El parkinsoniano saldrá muy beneficiado si, además de confiar en su médico general y en su neurólogo, consigue que éstos mantengan una relación frecuente y cordial, en la que puedan intercambiar datos y opiniones sobre su situación clínica.

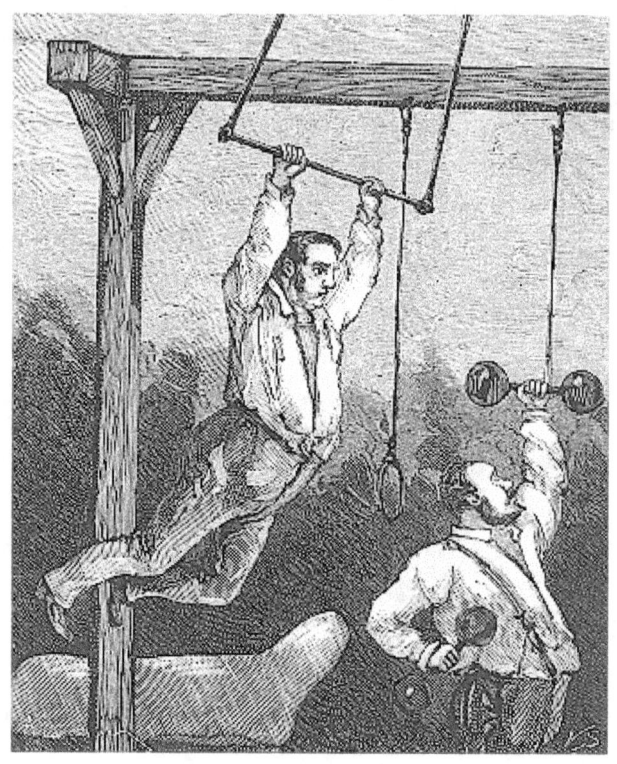

FIGURA 12. Ejercicios de rehabilitación ya superados en nuestra época.

El CAPITULO XII contempla que el parkinsoniano debe hacer tres tipos de rehabilitación: del cuerpo, del alma y de la casa.

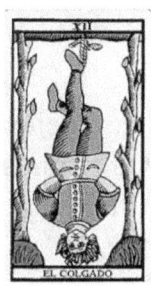

XII. Tres rehabilitadores

El parkinsoniano necesita tres " rehabilitadores", es decir, tres niveles de atención que analizaremos en este capítulo:
- Rehabilitar el cuerpo.
- Rehabilitar el alma.
- Rehabilitar la casa.

REHABILITAR EL CUERPO

La actividad física es un gran medio para aliviar tensión. Durante el ejercicio se producen unas sustancias químicas denominadas endorfinas que son tranquilizantes naturales y producen una relajación corporal fisiológica. Los parkinsonianos se benefician además porque el ejercicio estira y fortalece los músculos.

INSISTIR LO NECESARIO

Todos los especialistas coinciden en que la rehabilitación motora es fundamental, pero algunos no insisten suficiente al paciente.

La artrosis y la hipotrofia muscular acechan a estos pacientes de movilidad limitada. La forma de evitarlos es la rehabilitación activa y pasiva. Las técnicas actuales incluyen aspectos novedosos y están, por supuesto, adaptadas a esta enfermedad [116].

Igualmente necesaria es la rehabilitación muscular. En la inestabilidad postural y en los trastornos de locomoción desempeña un papel la atrofia de una clase especial de fibras musculares (las tipo II) que pueden recuperarse mediante ejercicio físico dirigido.

ESTIRAMIENTO Y "AEROBIC"

El ejercicio es vital para mantener óptimamente las funciones motoras en estos pacientes. Un programa adecuado diseñado individualmente puede compensar la falta de movilidad.

Lo mejor es combinar pautas de estiramiento muscular y ejercicios de "aerobic" [235]. El estiramiento es particularmente importante pues es el mejor modo de obtener el máximo rango de movilidad articular. Los ejercicios de "aerobic" mejoran las funciones cardiovasculares y pulmonares y, además, pueden beneficiar el estado anímico. Ejemplos serían nadar, marcha (sobre todo estos dos primeros), bicicleta estática, "remo estático" y "jogging".

TÉCNICAS PARA CAMINAR

El análisis crítico del médico o del terapeuta físico sobre las respuestas posturales, marcha e historia de las caídas puede sugerir otras medidas que pueden mejorar el balance y la marcha.

EVITAR TROPIEZOS

Para caminar suelen dar mejor resultado zapatos con suelas de cuero, debiendo prescindirse de zapatos con piso de goma que se sujetan excesivamente al suelo. Llevar bien puesto y apretado el calzado. Utilizar tiras o abrazaderas de tobillo en pacientes que constantemente tropiezan o resbalan. Ensayar con bastones y andadores.

SUPERAR LA CONGELACIÓN

Usar trucos para iniciar la marcha: intentar dar un puntapié al bastón, canturrear una música "de marcha", dar un paso sobre el asa del bastón invertido, utilizar un bastón con señal de referencia visual, etc.

Llevar rodilleras o coderas y guantes de bicicleta para minimizar lesiones en las caídas adelante. Instruir al paciente para caminar lentamente de modo que la congelación sea menos probable que produzca una caída. En caso de retropulsión, es bueno utilizar tacones altos para mantener el centro de la masa adelante y reducir la retropulsión y las caídas hacia atrás.

REHABILITAR EL ALMA

La rehabilitación del alma, de la psique o de la actitud vital (llámesele como se quiera) es fundamental en todos los pacientes crónicos pero especialmente en el parkinsoniano.

ESTRÉS Y ENFERMEDAD

Muchos médicos están de acuerdo en que el estrés exacerba una serie de situaciones médicas como la hipertensión arterial, las enfermedades cardiacas e incluso el cáncer.

El estrés provoca respuestas automáticas de lucha o huida en respuesta a un peligro que se percibe y desencadena una serie de reacciones corporales liberando varias hormonas, como adrenalina y noradrenalina (dos importantes neurotransmisores) que hacen que se acelere el pulso se acelere, se tensen los músculos y se agudicen los sentidos. Estar alerta puede ser beneficioso, pero si el cuerpo está constantemente en máxima tensión se producen efectos secundarios negativos. Por ejemplo, se libera cortisol que aumenta los niveles de colesterol y el riesgo de ateroesclerosis y enfermedad cardiaca.

ESTRÉS Y PARKINSON

La conexión entre estrés y enfermedad de Parkinson es aún más directa. La mayoría de parkinsonianos empeoran sus síntomas, especialmente el temblor, con estrés emocional o físico.
El estrés provoca no sólo más liberación de noradrenalina, sino también de acetilcolina. Esto aumenta el desequilibrio entre estos neurotransmisores y la dopamina, ya deficitaria en los parkinsonianos. Este desequilibrio está directamente ligado al temblor de reposo y a la rigidez (precisamente por eso se usan fármacos anticolinérgicos para combatirlos). Además, la tensión muscular que acompaña a la respuesta de lucha-huida incrementa la rigidez y bradicinesia [161].

¿A QUÉ LLAMAMOS ESTRÉS?

Por otro lado, la percepción de estrés es diferente para cada persona. Hay situaciones de peligro real que algunos soportan con serenidad, y hay personas que se alteran porque se les ha roto la vajilla. Y también depende de cómo se interiorice o se exprese el estrés. Hay personas aparentemente tranquilas que sufren por dentro más que otras que expresan fácilmente sus emociones. Como dijo un literato cuyo nombre no recuerdo, lo importante no es lo que le sucede a una persona en la vida, sino la forma en que lo siente.

LOCALIZAR EL ESTRÉS

Para atacar al enemigo hay que localizarlo. El primer paso es identificar las fuentes de estrés, las situaciones que son capaces de producir tensión física o emocional a ese paciente concreto. Una vez localizado el origen del estrés, la terapia consistirá en evitación o deshabituación progresiva, en aprender a relajarse y en programar actividades positivas compensadoras.

DEL SENTIMIENTO LÚDICO DE LA VIDA[II]

Siempre recomiendo a mis pacientes parkinsonianos que cambien su actitud vital. Son conocidos los peculiares rasgos de personalidad de estos pacientes (hiperresponsables, antihedonistas, meticulosos) sean premórbidos o no. Y no vamos a hablar (que podríamos hacerlo) de sus posibles

---

[II] Parafraseo el título de la obra de Miguel de Unamuno[241]: *Del sentimiento trágico de la vida en los hombres y en los pueblos (1913).*

repercusiones patogénicas. El modo en que enferma una persona evoca muchas veces el modo en que vive [99] y, lo que está claro, es que al parkinsoniano le viene especialmente bien reconciliarse consigo mismo, disfrutar en lo posible de lo que le rodea (cosa que muchos se habían negado).

En ese sentido, convendría que nuestro paciente "redefiniera los vínculos con su entorno" [100]. La moderna rehabilitación se orienta, más que a la reinserción laboral, hacia la integración social [18]. Si conseguimos que el paciente se implique en su entorno la mejoría será ostensibles, y todo lo que constituya logro, juego o diversión será beneficioso.

Personalmente he tenido ocasión de comprobar ese efecto en algunos pacientes que se sobrepusieron a su enfermedad mejorando notablemente tras su implicación en tareas socialmente gratificantes [66]. Pero esto no es nuevo, los buenos resultados de esta rehabilitación "social" son conocidos y aparecen recogidos en trabajos científicamente controlados [182].

PSICOTERAPIA

La rehabilitación psicológica no es menos importante. Normas generales como las comentadas las puede dar el neurólogo, pero muchos pacientes requerirán en un momento dado apoyo especializado, psicoterápico, en el que la vertiente social siempre estará presente [76]. La psicoterapia puede mejorar la situación de abandono, soledad y depresión a que la enfermedad, edad y otras circunstancias llevan a estos pacientes.

REHABILITAR LA CASA

También hay que rehabilitar la casa: cuesta muy poco, en comparación con el gran beneficio que supone para el paciente, hacer una serie de reformas en la vivienda que le faciliten las actividades de la vida cotidiana, desde asideros en el cuarto de baño a marcas coloreadas en los pasillos, cambios de iluminación, utilización de sábanas de seda en las que se deslice mejor o vasos especiales para que no se derrame el agua.

Lo ideal es recurrir a personal especializado en este tipo de trabajos.

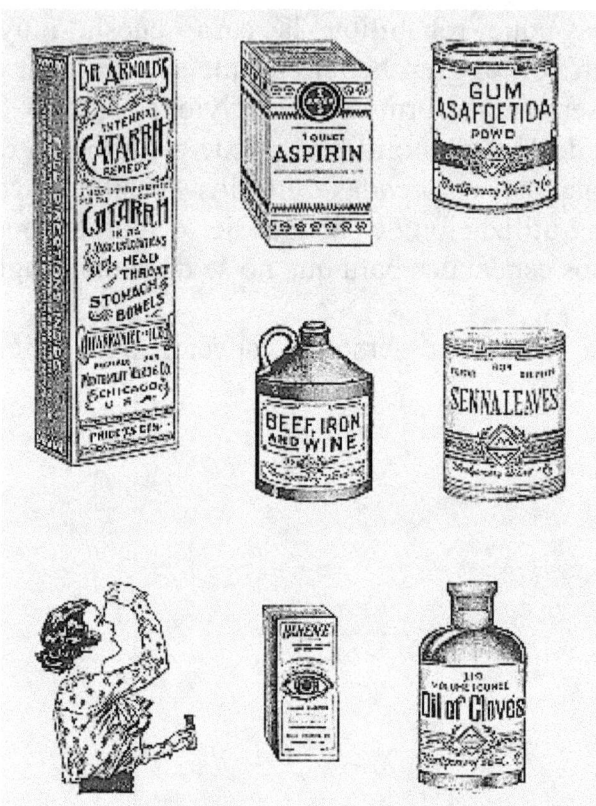

FIGURA 13. Cada remedio sirve para un problema distinto.

En el CAPÍTULO XIII detallamos los diversos problemas y las posibles soluciones.

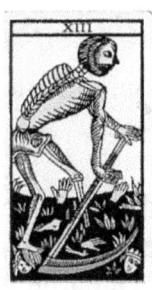

XIII. Problemas concretos y soluciones

Aparte de las grandes líneas de tratamiento, y de los síntomas importantes (temblor, rigidez, falta de movilidad), en la enfermedad de Parkinson pueden aparecer problemas concretos [II]que exigen un planteamiento y soluciones específicas.

Algunos pueden convertirse en urgencia vital y otros son excepcionales; la mayoría serán molestias cotidianas, aparentemente fútiles (para el médico) pero a las que da mucha importancia el parkinsoniano (ese paciente fiel al que el trato de años acaba concediendo privilegios de amistad).

Él confía en nosotros cuando le recomendamos una dieta para el estreñimiento, un champú para la seborrea o alguna forma de disminuir ese "babeo" que tanto le incomoda delante de amigos.

LA SALIVA SE ESCAPA

En muchos parkinsonianos la saliva se escapa de la boca, resbalando por los labios sin que el paciente pueda evitarlo. Este

---

[I]   Aquí resumo uno de los capítulos del libro que editamos R. Alberca, JJ Ochoa y yo [8], cambiando algo el estilo, para adaptarlo a la divulgación pretendida.

"babeo" no es grave pero sí molesto y socialmente embarazoso.

Antes se pensaba que se debía a un exceso de producción de saliva, pero no es así: el volumen de saliva que producen los parkinsonianos es similar a los que no lo son [23]. La aparente hipersialorrea [II] se debe a que no la tragan bien. Un caso especial es la hipersialorrea "de rebote" de pacientes a los que, por la causa que sea, se suspenden los anticolinérgicos que venían tomando.

Para tratarlo empezamos subiendo un poco la medicación dopaminérgica: disminuye el "babeo" al mejorar la movilidad de la boca y faringe. Si no basata se puede añadir anticolinérgicos pero hay que tener cuidado con sus efectos secundarios. También pueden usarse parches transdérmicos de escopolamina [38].

NO SE ATRAGANTEN

Los trastornos de deglución son más frecuentes conforme avanza la enfermedad [III]. El paciente tiene la sensación de que va atragantarse, nota que la comida se "eterniza" en su boca, o en su faringe (en la *vallecula*) quedan residuos de alimentos o de medicación).

[I] Hipersialorrea viene del griego (hiper=mucho, sialos=saliva, rea=fluir) y significa exceso de producción de saliva. Es consecuencia del trastorno de la motilidad faringo-esofágica, pero no está tan claro es el mecanismo: ¿son incapaces de iniciar la deglución conscientemente? ¿o es que han perdido el automatismo "inconsciente" de tragar? [234].

[II] Un paciente que, desde el comienzo, presente trastornos de deglución importantes, obliga en principio a descartar un parkinsonismo "plus" [160].

La dificultad al tragar provoca que la saliva se acumule lo que, a su vez, empeora la deglución, trastorna el lenguaje y produce el babeo que tan deplorable le resulta socialmente. Si la disfagia es importante, llega a comprometer la hidratación o el estado nutricional (atención a las pérdidas de peso que se desarrollan en pocas semana o meses), o puede ser la causa de complicaciones respiratorias [42].

Los pacientes aprovecharán para comer el periodo "on" y, si es necesario, daremos una sobredosis dopaminérgica mientras ingiere alimento. Las dietas blandas se desplazan mejor en la boca y esófago; como, además, el paciente toma menos líquido por separado, reducimos el riesgo de aspiración.

Una nueva formula soluble de levodopa y benserazida (Madopar LIQ 100/25 y 50/12.5), se ha presentado con la disfagia como indicación precisa. Además de deglutirse mejor, se le supone una absorción más rápida y estable [65].

Hay que tener mucho cuidado si, en pacientes que tragan mal, se utilizan anticolinérgicos contra el babeo: disminuyen la producción de saliva pero entorpecen los movimientos peristálticos de deglución [36]; además, la saliva se espesa y eso empeora el proceso.

En raras ocasiones, cuando la dificultad al tragar es tan importante que se altera la nutrición o hay riesgos graves de aspiraciones, hay que recurrir a la sonda nasogástrica o a intervención quirúrgica sobre el estómago.

MÁS DELGADOS, MENOS APETITO

El apetito y la saciedad precisan circuitos neuronales complejos cuyos detalles íntimos desconocemos [II] tanto en parkinsonianos parkinsonianos como en sujetos normales. Los parkinsonianos pesan, en general, menos que los sujetos normales y tienen menos apetito. Se atribuye esta anorexia (o hiporexia) a un trastorno central primario del apetito, incluso se habla de un " síndrome hipotalámico lateral" [III] en la enfermedad de Parkinson [163].

Habría que aclarar si el trastorno de apetito en los parkinsonianos es una peculiaridad "básica" o si, en mayor o menor medida, se debe a otros factores que impiden una alimentación y nutrición adecuadas: los trastornos de deglución, la propia dificultad motora (para prepararse una comida o para manejar cubiertos), los efectos anorexígenos de la medicación, o la depresión y otras alteraciones psicológicas.

Se hará un programa dietético, calculando el requerimiento calórico teórico y educando al paciente en la forma que le conviene alimentarse. Haya depresión o no, la amitriptilina mejora el apetito además del estado de ánimo. Por el contrario, evitaremos antidepresivos serotoninérgicos del tipo de la fluo-xetina, pues empeoraría la anorexia. La bulimia excesiva es rara

---

[I] Lo que sí sabemos que intervienen vías dopaminérgicas diencefálicas y que el protagonismo corresponde al hipotálamo: si se lesiona su porción medial aparece hiperfagia, si se afecta la zonal medial tenemos afagia o anorexia.

[II] Otros, por el contrario, han descrito pacientes que, durante semanas, mantuvieron un insaciable apetito; esta "bulimia" (que, al fin y al cabo traduce otro tipo de daño hipo-talámico) desapareció tras levodopoterapia [211].

y, como dijimos, mejora al subir la dosis de levodopa.

NÁUSEAS POR LA MEDICACIÓN

Las náuseas y vómitos no son síntomas de la enfermedad de Parkinson "natural". Aparecen al medicar a pacientes "terapéuticamente jóvenes" (corta historia de dopaminérgicos). Son frecuentes cada vez que se empieza con un nuevo fármaco, y hay grandes variaciones individuales en cuanto a tipo de sustancia y dosis que lo provoca. No suelen plantear problemas si se inicia el fármaco con dosis bajas y se sube lentamente (a veces es necesario mantener etapas "en meseta", en las que no se aumenta la medicación, durante un lapso mayor o menor).

La levodopa sola (ya prácticamente no se usa) produce más náuseas y vómitos que las combinaciones de levodopa con inhibidor de decarboxilasa en la proporción 10:1 (carbidopa en el Sinemet 25/250), y éstas más que presentaciones en cocientes 4:1 (carbidopa en Sinemet Plus 25/100, benserazida en Madopar 50/200). Otras veces, pueden emplearse suplementos especiales de carbidopa o benseracida.

Nunca se tratarán las náuseas con metoclorpramida u otros antieméticos dopa-antagonistas que empeoran los síntomas parkinsonianos. La elección es, sin duda, la domperidona (Motilium, en grageas, suspensión o supositorios): prácticamente carece de efectos adversos, es muy eficaz contra las náuseas y vómitos, e incluso tiene otras acciones potencialmente beneficiosas.

CUIDADO CON LAS PASTILLAS DE LA TENSIÓN

Algunos parkinsonianos normotensos tratados con levodopa muestran elevaciones transitorias de la tensión arterial, pero casi siempre son muy breves, sin efectos adversos y no requieren tratamiento. Suelen ocurrir en las fases "off" de los pacientes con fluctuaciones motoras (cuando se supone que disminuye la disponibilidad periférica y central de la levodopa). Esto sugiere que la elevación de tensión sería por un mecanismo "de rebote" de las caídas tensionales inducidas por el fármaco en las fases "on" (cuando su concentración cerebral y plasmática es mayor).

ORINAR CON FRECUENCIA

Los trastornos urinarios suelen producirse tarde y casi siempre consisten en que un músculo de la vejiga se activa más de la cuenta[II]. Esto hace que el parkinsoniano se levante a orinar por las noches (nicturia) y que, durante el día, aumente la frecuencia y urgencia con que va a orinar. Si los síntomas diurnos aparecen antes que los nocturnos, debe pensarse en primer lugar en hipertrofia prostática u otras causas obstructivas)[III] [150].

La primera medida terapéutica es elemental: reducir líquidos por la tarde. Si se necesitan fármacos, comenzar por anticolinérgicos (oxibutina, propantelina, hiosciamina). Se han resuelto casos refractarios utilizando vía intranasal un aerosol de desmopresina.

[I] El músculo de la vejiga al que me refiero es el detrusor; se contrae demasiado porque ha perdido sus conexiones con la sustancia nigra, cada vez más dañada conforme avanza la enfermedad de Parkinson.

[II] La hiporreflexia vesical es menos frecuente (12 %) que la hiperactividad del detrusor (88 %) que parece consecuencia del déficit dopaminérgico nigroestriado; diferenciar ambas es fundamental para el tratamiento, más si se plantean opciones quirúrgicas [16].

Para relajar el esfínter externo (un músculo estriado) pueden usarse el diacepam, baclofen o dantrolene. Si la distensión de la vejiga es grande, habrá que utilizar catéteres de vez en cuando. Y una noción básica: una vejiga que tiene dificultades en vaciarse, es un terreno propicio a las infecciones urinarias.

ATAQUES DE SUDOR

Los pacientes se quejan de sudoración excesiva que, en ocasiones, aparece súbitamente, con sensación de intenso calor y efusiones profusas que empapan sus ropas o las sábanas (hiperhidrosis paroxística). Suelen aparecer durante las fases " off" y se ha relacionado con cambios en los niveles plasmáticos de levodopa [213]. Clásicamente se consideraba que el aumento de sudor era asimétrico, mayor en los miembros más afectados por el par-kinsonismo. Estudios más recientes no han confirmado esto, pero sí que los parkinsonianos sudan más por la mitad superior del cuerpo (sobre todo, cuello y cabeza) y menos por el tronco y las extremidades inferiores [92, 240].

En un parkinsoniano que suda hay que descartar diabetes. Luego intentaremos reducir las discinesias, que provocan sudor con facilidad. Si hay corea de " pico de dosis", habrá que reducir dopaminérgicos, aunque estarán más tiempo en fase " off" [II].

[I] Por el contrario, en algunos pacientes sin discinesias, el sudor es precisamente más intenso cuando el paciente se encuentra en fase " off", y la levodopa y los agonistas, al reducir las fluctuaciones, disminuyen la hiperhidrosis [93].

Los anticolinérgicos en teoría disminuirían el sudor en teoría (puesto que las fibras simpáticas postgangliónicas son colinérgicas), pero esto no resulta eficaz en la práctica. El propanolol y otros beta-bloqueantess han dado algún resultado en la hiperhidrosis paroxística ("ataques" o "rachas" de sudor) [233].

SOPORTAN BIEN EL FRÍO

Los parkinsonianos tolerancia bastante bien el frío [15] lo que puede estar relacionado con sus trastornos de sudoración y con una incapacidad para disipar el calor. Muy raramente puede producirse un episodio de hipotermia accidental (temperatura corporal por debajo de 35°C) por haberse expuesto demasiado tiempo al frío, porque sufren un trastorno metabólico intercurrente o porque han tomado demasiada medicación: la levodopa y otros fármacos dopaminérgicos suelen bajar la temperatura corporal. Aparte de las medidas generales y administrar calor, el tratamiento principal es identificar la causa de la hipotermia y resolverla en lo posible.

HIPERTERMIA MALIGNA

El caso límite de alteración de termorregulación en un parkinsoniano es el síndrome de hipertermia maligna, una complicación rara que puede observarse durante una crisis acinética, al dejar de tomar levodopa (por ejemplo, en caso de disfagia grave, o de errores en la medicación), o al no ser posible su absorción (íleo o enteritis grave).
Aparte de los síntomas de la crisis acinético-rígida, la temperatura corporal alcanza o sobrepasa los 40°C, mientras que

la velocidad de sedimentación permanece normal (elemento clave para el diagnóstico diferencial con infecciones).

Se ingresará al paciente en cuidados intensivos, se procederá a enfriamiento corporal, y a la terapia dopaminomimética que describimos en las crisis acinéticas graves: levodopa por sonda nasogástrica, infusión endovenosa de amantadina, de levodopa o de lisuride, apomorfina en bolos subcutáneos (véase más adelante en detalle). Para algunos casos de hipertermia maligna se ha preconizado incluso la electroconvulsivoterapia [256].

PIEL AZULADA

Algunos parkinsonianos tienen la piel con un aspecto moteado, azulado. Esto suele estar relacionado con alteraciones vasomotoras de base disautonómica, y suele indicar hipersensibilidad a derivados de la ergotamina (bromocriptina, pergolida). El tratamiento consiste en disminuir o suprimir estos agonistas dopaminérgicos.

TIENE "POMADA" EN LA CARA

Las glándulas sebáceas funcionan demasiado en pacientes con Parkinson, especialmente a nivel de cuero cabelludo y rostro.
Esto les da el típico aspecto de " cara de pomada": como si se hubiesen untado el rostro con alguna crema o pomada. Un champú a la brea o alquitrán mineral resulta útil (una vez por semana), debiendo advertirse que, además del cuero cabelludo, los use para las cejas y la frente. Para la cara, lo más eficaz es la hidrocortisona en solución, aplicada directamente (hay que usarla diariamente).

ALTERACIONES RESPIRATORIAS

Conforme avanza la enfermedad de Parkinson se producen problemas respiratorios mecánicos consecuencia directa de la postura en flexión, de la rigidez del tórax y de la mala coordinación de los movimientos de ventilación. Empiezan por una "disnea de ejercicio" que luego aparecerá también en reposo. El examen funcional respiratorio muestra un déficit espirométrico de tipo restrictivo, posiblemente debido a la mala coordinación del esfuerzo de espiración o a una capacidad de tensión de la pared torácica anormalmente baja [127], mejorando con tratamiento antiparkinsoniano [41]. También se pueden producir obstrucción de la vías respiratorias altas cuando existen movimientos involuntarios de la glotis y estructuras supraglóticas.

En pacientes con levodopa puede verse 15-60 minutos después de la toma de medicación, un cuadro que se inicia con respiraciones irregulares y sigue de una taquipnea-disnea [II] durante minutos u horas. La disnea resulta muy molesta y es necesario disminuir, suprimir o ensayar cambios en uno o varios fármacos dopaminérgicos. Una medicación eficaz para la disnea son los antagonistas de la dopamina (metoclorpramida, sulpiride, neurolépticos en general) pero empeoran el parkinsonismo.

[I] Hay dos mecanismos patogénicos (que pueden combinarse): uno periférico, por discinesia (corea) de los músculos respiratorios y abdominales [246]; y otro central, sin movimientos anormales, debido a acción directa sobre los centros respiratorios [255]. En ambos casos, la oxigenación es superior a lo normal debido a la hiperventilación.

En pacientes con fluctuaciones de respuesta a levodopa puede darse un cuadro diferente de insuficiencia respiratoria: una " disnea de fase off", que lo que indica es la intensificación de la sintomatología parkinsoniana y las consecuencias mecánicas antes señaladas; el paciente suele estar ansioso en estas fases " off" lo que empeora la disnea. El tratamiento en estos casos es precisamente aumentar la levodopa y fármacos dopaminérgicos.

En un parkinsoniano con problemas respiratorios hemos de recordar que algunos fármacos (como bromocriptina o cabergolina) pueden producir una afección pleuropulmonar yatrógena [29] y, obviamente, habría que retirarlos.

DISARTRIA

Los trastornos del habla en la enfermedad de Parkinson avanzan con ella. Se resumen en una disartria hipocinética consecuencia del fallo general, en mayor o menor grado, de todos los subsistemas que intervienen en la ejecución verbal [85, 148]: la fonación (su habla es de menor intensidad, entrecortada y algo ronca), la prosodia (carece de melodía al hablar, resultando una voz monótona, sin cambios de volumen ni de timbre), la articulación (las sílabas " se arrastran" y se pierde precisión al articular), y la velocidad (las palabras salen con un ritmo irregular: unas veces es normal, otras lento y, en ocasiones, paradójicamente acelerado.

El tratamiento farmacológico es la primera baza. Inicialmente, la levodopa mejora todos los subsistemas motores que intervienen en el habla y, por tanto, alivia espectacularmente la discinesia hipocinética. El paciente tiene una voz de mejor calidad, menos monótona, más precisamente articulada e inteligible; sin embargo, apenas se afecta la velocidad o flujo de palabras [251]. Pero, a largo plazo, la levodopa cobra su tributo. A los dos o tres años, algunos pacientes sufrirán una discinesia oro-facial, a la que puede asociarse distonía oro-mandibular o discinesia respiratoria [169]. Se trata en realidad de una discinesia "de pico de dosis" que suele mejorar cuando se reduce la dosis de levodopa.

Otra posibilidad es el clonacepán que, por un mecanismo no aclarado, mejora la disartria cuando se usa a dosis bajas [30] mientras que, por el contrario, la empeora si se toma más cantidad. En pacientes en los que predomina el temblor, los trastornos del habla pueden mejorar con anticolinérgicos, pero su retirada brusca puede empeorar el problema, produciéndose una palilalia.

Para la rehabilitación foniátrica se realizan tandas intensivas, dirigidas específicamente a mejorar la prosodia y la vocalización, y son útiles los sistemas de retroalimentación visual [178].

ALTERACIONES SENSITIVAS

El dolor y otros síntomas sensitivos son frecuentes en la enfermedad de Parkinson, pues se dan aproximadamente en el 40 % de los casos [93, 147, 229]. Incluso pueden preceder a los signos motores. Pero hay que diferenciar las alteraciones sensitivas primarias (las propias de la enfermedad), las que son secundarias a los trastornos motores, y las que tienen un origen diverso o dudoso.

El primer paso terapéutico consiste en ajustar la medicación antiparkinsoniana. Los fármacos dopaminérgicos suelen mejorar notablemente las alteraciones sensitivas primarias. Sin embargo, en ocasiones encontraremos respuestas anómalas o paradójicas: sensación de quemazón tras una dosis de levodopa o el recrudecimiento del dolor al tomar anticolinérgicos o selegilina [229]. Cuando hay fluctuaciones se tratarán de modo específico, pues en las fases "off" es cuando aparecen las principales molestias.

Habrá que hacer diagnóstico diferencial con otras causas de dolor: radiculopatías, neuropatías, problemas osteoarticulares. Son muy útiles los antidepresivos (amitriptilina y otros): independientemente de su efecto beneficioso sobre el estado anímico y la "interiorización" del dolor, ejercen una acción analgésica específica.

Hay un tipo especial de alteración sensitiva, de aparición nocturna, que se denomina síndrome "de las piernas inquietas". El paciente, cuando se acuesta, siente molestias sensitivas importantes en los pies, teniendo necesidad de mover los miembros inferiores con mucha frecuencia.

En estos casos resultan útiles el clonacepán (dosis muy bajas al acostarse), diacepam y la codeína (u otros opiáceos). También se han usado la carbamacepina, orfenidrina, baclofén, clonidina, propanolol, etc.[153]

RIESGO DE CAÍDAS

Ya vimos el número de factores que complicaban la marcha del parkinsoniano. Todos ellos contribuyen a un grave riesgo de caídas [98]. Si las caídas son un problema común en las personas de edad, mucho más en las que además tienen enfermedad de Parkinson.

Las caídas producen fracturas y otras complicaciones médicas, limitan seriamente la movilidad (y, por tanto, la calidad de vida e independencia) y, a menudo, precipitan la necesidad de cuidados de enfermería a domicilio. Las caídas en la edad avanzada son complejas porque a menudo muchos factores contribuyen.

Hay factores de riesgo extrínsecos para las caídas, de tipo ambiental: escasa iluminación, suelos resbaladizos, pasillos y escaleras, baños sin asideros o cocinas abarrotadas o desorganizadas (en las que hay que empinarse y agacharse con frecuencia para coger objetos). La ropa o calzado inadecuado también pueden contribuir a las caídas. Estos problemas pueden ser asesoradas y tomarse medidas correctoras durante las visitas al domicilio del paciente de los terapeutas físicos y terapeutas ocupacionales [236].

Otros factores de riesgo para las caídas son intrínsecos: el uso de sedantes e hipnóticos, la eventual asociación de demencia, hipotensión ortostática, trastornos músculo-esqueléticos, y anomalías visuales, vestibulares o propioceptivas. La alta correlación entre sedantes-hipnóticos y caídas requiere un cuidadoso asesoramiento sobre el valor de estas drogas en el manejo de un paciente y se tiende a reducir el uso de estas y otras drogas en estos pacientes [237]. Tanto la falta de juicio como la inatención contribuyen a las caídas; estos síntomas pueden responder a la educación del paciente y sus cuidadores que deben aumentar su papel de supervisión. Si hubiera hipotensión ortostática también habría que tratarla.

TÉCNICAS PARA MEJORAR LA MARCHA

El análisis crítico del médico o del terapeuta físico sobre las respuestas posturales, marcha e historia de las caídas puede sugerir medidas que pueden mejorar el balance y la marcha.

Evitar tropiezos: Para caminar suelen dar mejor resultado zapatos con suelas de cuero, debiendo prescindirse de zapatos con piso de goma que se sujetan excesivamente al suelo. Llevar bien puesto y apretado el calzado. Utilizar tiras o abrazaderas de tobillo en pacientes que constantemente tropiezan o resbalan. Ensayar con bastones y andadores.

Para superar la congelación: Usar trucos para iniciar la marcha: intentar dar un puntapié al bastón, canturrear una música "de marcha", dar un paso sobre el asa del bastón invertido, utilizar un bastón con señal de referencia visual [97], etc. Llevar rodilleras o coderas y guantes de bicicleta para minimizar lesiones en las caídas adelante.. Instruir al paciente para caminar lentamente de modo que la congelación sea menos probable que produzca una caída. En caso de retropulsión: Utilizar tacones altos para mantener el centro de la masa adelante y reducir la retropulsión y las caídas hacia atrás.

Consideraciones generales: Asegurar que otros problemas neurológicos o médicos no contribuyan a la disfunción del equilibrio y de la marcha. Incorporarse a programas de ejercicios de fortalecimiento, estiramiento y coordinación muscular. Educar de cara a las actividades azarosas y deambulación segura. Para los pacientes incapaces de andar con seguridad, debe escogerse la silla de ruedas apropiada o bien un coche motorizado.

EL TEMBLOR ES LO MÁS MOLESTO

Todos hemos tenido pacientes con poca rigidez y una movilidad aceptable pero en los que el temblor (de reposo) resulta muy incapacitante. Sería un error insistir en mejorar el temblor subiendo cada vez más las dosis de levodopa o agonistas que, como sabemos, son relativamente poco eficaces en este síntoma y sólo conseguiríamos abonar un terreno para discinesias futuras.

En primer lugar hay que explicarle al enfermo que esa forma clínica "tremórica"[II] que él presenta es la más benigna, pero precisamente la que menos responde a los fármacos principales, los dopaminérgicos.

En los pacientes jóvenes, se pueden usar dosis pequeñas de anticolinérgicos que luego se suben poco a poco. La amantadina y los antihistamínicos, son menos potentes, pero también producen menos efectos secundarios, y se pueden usar en las fases iniciales (cuando el temblor es todavía discreto) o, más adelante, como complemento.

[I] Tremórica significa temblorosa (del latín tremor=temblor). En la enfermedad de Parkinson hay algunas variantes o formas clínicas "tremóricas", en las que predomina el temblor mientras que hay poca alteración de movilidad y tono.

Con cualquiera de los fármacos mencionados, se refuerza el efecto si añadimos dosis bajas de levodopa o de agonistas dopami-nérgicos. Si hay que escoger dosis altas, el temblor mejora más con agonistas que con levodopa [252].

La clozapina, aparte de su acción antipsicótica, constituye un buen recurso contra el temblor [54, 82, 134], aunque desde hace muy poco, ya podemos ensayar la olanzapina, un producto parecido, con menos efectos secundarios.

En casos de temblor extremo se puede ensayar la aplicación local de toxina botulínica [239]. La cirugía es una alternativa especialmente interesantes en estas formas tremóricas: la clásica lesión estereo-táctica ha sido sustituida por los estimuladores en el núcleo intermedio talámico (ver capítulo sobre tratamiento quirúrgico).

DOS TEMBLORES A LA VEZ

En algunos pacientes la enfermedad de Parkinson viene a complicar un temblor esencial previo. El temblor postural debe entonces recibir un tratamiento diferenciado, empezando por los fármacos clásicos: propanolol y/o primidona.

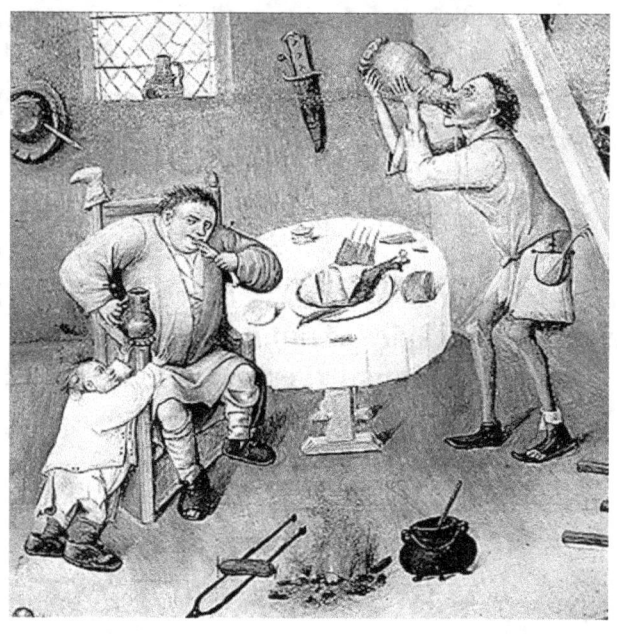

FIGURA 14. La dieta era poco conocida en tiempos de
El Bosco como se aprecia en este detalle de La gula.

Como veremos en el CAPÍTULO XIV, la dieta del
parkinsoniano es muy importante.

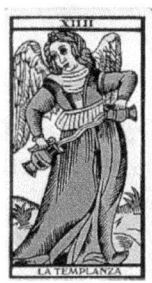

XIV. Dieta y recetas de cocina

La dieta es fundamental para el parkinsoniano. Y aquí incluimos lo que se come, cuándo se come, cómo se combinan alimentos y medicación, suplementos de fibra o vitaminas, etc. Incluso añadimos recetas de típica "cocina parkinsoniana".

COMER SÓLO EN FASE "ON"

Esta regla es fundamental, sobre todo en las fases finales de la enfermedad. Si el paciente no tiene buen nivel motor la dificultad para comer es importante y, además, corre el riesgo de atragantarse, con paso de comida a las vías respiratorias y la consiguiente infección pulmonar.

Muchos parkinsonianos mueren por neumonía de esta causa, y evitarlo es muy simple: sólo se debe comer cuando la capacidad motora sea buena y permita tragar sin dificultad.

EL VOLUBLE VACIADO GÁSTRICO

La levodopa no se absorbe en el estómago sino en el intestino delgado. Por tanto, la función del estómago se limita aquí a vaciar su contenido al intestino. Y esto puede demorarse en algunas personas, bien por problemas previos, por el uso de determinados fármacos (como los anticolinérgicos), o por comidas excesivamente ricas en grasas. Mientras más tarde en vaciarse el estómago, más tardará en absorberse la levodopa y en hacer su efecto.

Y hay otro problema añadido: las enzimas gástricas metabolizan (degradan) la levodopa. Si la levodopa permanece mucho tiempo en el estómago gran cantidad será destruida.

CAPRICHOSA ABSORCIÓN DE LEVODOPA

La levodopa es un aminoácido neutro grande que, para ser absorbido, debe unirse a una molécula "transportadora" de la pared intestinal. Por tanto, cualquier sustancia -como las proteínas- que utilice este mismo "transportador", competirá con la levodopa y modificará su absorción.

Lo mismo ocurre a nivel cerebral: para que la levodopa pase al sistema nervioso central, también se utilizan "transportadores" compartidos por otras sustancias que también aquí pueden competir con la levodopa [51].

Si a estas dos situaciones añadimos que la levodopa tiene una corta vida plasmática (sólo dura 60-90 minutos en sangre) nos daremos cuenta que hay muchos factores que limitan o hacer irregular su absorción y, por tanto, su eficacia clínica.

CARNE Y PESCADO PARA CENAR

Como las proteínas (carne, pescado y similares) compiten en su absorción con la levodopa, se recomienda tomarlas por la noche (cuando menos actividad motora se precisa). Es lo que se llama "dietas de redistribución proteica" sobre las que disponemos de amplia bibliografía en nuestro país, adaptadas a nuestros hábitos culinarios [5, 17, 43, 71, 90].

Estas dietas pueden resultar incómodas y sólo serán necesarias en las fases más avanzadas de la enfermedad, si aparecen fluctuaciones motoras. En cualquier caso, la dosis total de proteína puede mantenerse en lo aconsejado (aproximadamente, 0.8 gramos/kg al día).

PASTAS PARA ALMORZAR

Las pastas y otros hidratos de carbono aumentan la secreción de insulina y ésta provoca que disminuyan en sangre los aminoácidos neutros grandes (los que competían con la levodopa). De este modo, un almuerzo rico en hidratos de carbono y favorece una mayor absorción y eficacia de la levodopa (más aún si se han restringido las proteínas).

¿CUÁNDO TOMAR LA LEVODOPA?

Para asegurar una buena absorción, el Sinemet o el Madopar debe tomarse 15-30 minutos antes de las comidas, con dos excepciones: Si produce náuseas, debe tomarse con un poco de zumo o galletas de aperitivo. Si aún así hay náuseas, habrá que tomarlo con la comida, o asociar un antiemético del tipo de la domperidona (Motilium). Si el paciente tiene muchas discinesias al tomar la levodopa, puede ser beneficioso hacer más lenta su absorción tomándola con las comidas.

LA BATALLA DEL ESTREÑIMIENTO

El estreñimiento es un enemigo de las personas de edad, y en especial de los parkinsonianos, tanto por la disminución de movilidad intestinal propia de la enfermedad como por los efectos de la medicación antiparkinsoniana.

Para evitarlo, debe tomarse una gran cantidad de líquidos (8-10 vasos de agua al día) y la dieta debe incluir abundantes productos ricos en fibra (avena, zanahorias, brécol, coliflor) y evitar tomar plátanos y bizcochos.

COMER MÁS SI HAY DISCINESIAS

Los requerimientos diarios aconsejables son 25-30 calorías/kg de peso. Pero si el temblor o las discinesias son muy intensos, habrá de aumentarse la ingesta calórica para evitar pérdidas de peso.

HABAS EN LUGAR DE PASTILLAS

Las habas, en especial algunas variedades (Mucuna pruriens) son un producto natural rico en levodopa, que produce mejoría evidente en los parkinsonianos. Y pueden sustituir parte de la medicación[143].

RECETAS DE COCINA PARKINSONIANA

A través de Internet pueden obtenerse recetas de típica cocina parkinsoniana [II]. Y si usted viaja a San Francisco puede mejorar su nivel de dopamina comiendo en el restaurante Left Bank [III], que está especializado en comida a base de habas, con recetas especialmente pensadas para parkinsonianos: el factor de conversión aconsejado es 100 gramos de habas equivalen a un comprimido de Sinemet 25/250 y, según dicen, el deterioro "fin de dosis" tarda más en producirse con esta comida que con la medicación.

Transcribo una de las recetas de esta cocina "parkinsoniana":

RAGOUT DE VERDURAS DE PRIMAVERA

El sabor y la textura de las verduras tempranas son tan delicados y suaves que, para prepararlos, basta pasarlos un poco por mantequilla. Para hacer más sustancioso este plato, se puede agregar cordero lechal o ternera.

INGREDIENTES:
-1/2 libra de espárragos, enjuagados y arreglados; 4 ó 5 chalotes verdes tiernos (u ocho cebolletas); 4 cucharadas de mantequilla; 8 zanahorias pequeñas; 3/4 de libra de patatas tempranas, cortadas en mitades; 2 ó 3 nabos pequeños, cortados en mitades; 1/2 cucharilla de sal; 1/2 cucharilla de pimienta negra; 1/2 cucharilla de azúcar; 1 libra de habas (sin vaina); 3/4 de libra de guisantes tiernos (sin vaina); 1/2 taza de vino blanco seco; 1 cucharadita de tomillo (desmenuzado); 1 cucharadita de perejil (desmenuzado); 1 cucharilla de menta (desmenuzada).

[I] Parkinson's Disease - Information Exchange Network 1996.

[II] Left Bank, 507 Magnolia Street, Larkspur; (415) 927-3331. Abre todos los días.

INSTRUCCIONES: Corte el espárrago diagonalmente en trozos de unos 5 cm.. Corte los chalotes (o las cebolletas) en porciones de unos 5 cm. Caliente 3 cucharadas de mantequilla en una cacerola; cuando se hay derretido, agregue las zanahorias y las patatas. Tape la cacerola y caliente a fuego lento durante 5-7 minutos. Luego, agregue los nabos, sal, pimienta y azúcar; volviendo a tapar y calentar durante 3 ó 4 minutos. Añada los chalotes y caliente otros 3-4 minutos. Eche las habas y los guisantes, y algo más de mantequilla. Cubra la cacerola y cocine durante 8 a 10 minutos. En este momento, las verduras deben ya estar casi tiernas; destape la cacerola y ponga el fuego a intensidad media. Añada el vino, revolviendo y separando los trozos adheridos al fondo de la cacerola. Vuelva a poner la tapadera, reduzca el fuego y siga cocinando 5-7 minutos, hasta que los espárragos queden tiernos. Se sirve para 4 personas.

Versión con carne: En un recipiente, ponga una cucharada de mantequilla y haga un sofrito con 3/4 de libra de trozos de cordero o de solomillo de ternera, durante 10 minutos. Agregue las zanahorias y las patatas, y luego continúe con el resto de la receta. Por persona, el plato tiene 305 calorías, 11 gramos de proteínas, 47 gramos de hidratos de carbono de g, 8 gramos de grasas (5g saturadas), 21 miligramos g de colesterol, 291 miligramos de sodio del mg, 13 gramos de fibra.

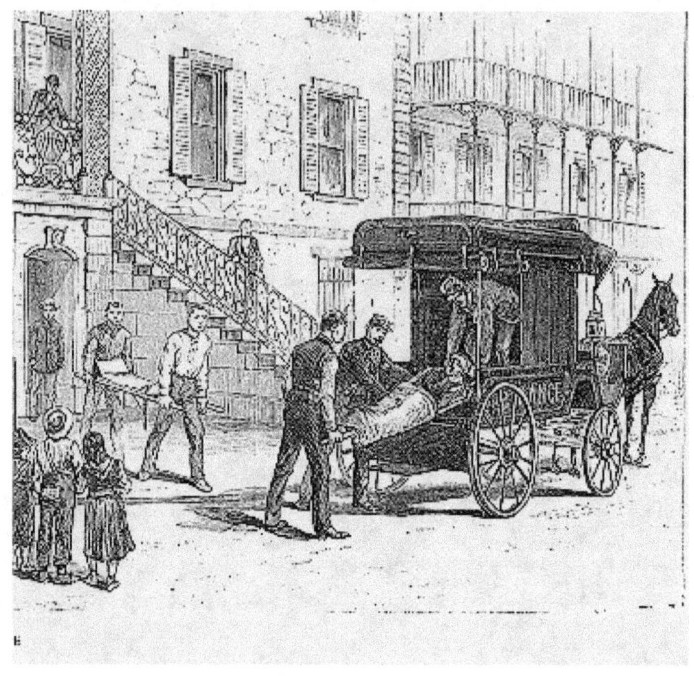

FIGURA 15. Emergencia resuelta con ambulancia de caballos.

En el CAPÍTULO XV veremos las emergencias y situaciones especiales que pueden presentarse al parkinsoniano.

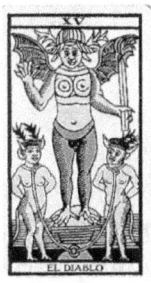

XV. Emergencias y situaciones especiales

Suele considerarse que la enfermedad de Parkinson es un proceso crónico, lento, que nunca va a requerir un tratamiento urgente o diferenciado. Así es en casi todos los casos pero, a veces, se producen situaciones especiales o verdaderas emergencias que pueden graves e incluso vitales.

NUNCA SUPRIMAN BRUSCAMENTE LA MEDICACIÓN

Si se interrumpe súbitamente la levodopa o el resto de medicación dopaminérgica se produce un claro empeoramiento del parkinsonismo que irá en aumento en los días y semanas siguientes.

La retirada de levodopa es la más peligrosa pues el paciente la echa en falta en menos de un día.

Se tarda más en notar la dificultad motora si lo que se retira son los agonistas dopaminérgicos por dos motivos: porque permanecen más tiempo en sangre (sobre todo la pergolida) y porque su efecto sobre los centros nerviosos se prolonga días o semanas después de desaparecer el fármaco del organismo.

LAS "VACACIONES" PUEDEN SER DEFINITIVAS

Estuvo de moda hace unos años el retirar durante un tiempo todo o parte de la medicación antiparkinsoniana para "desintoxicar" al paciente. La posterior reinstauración del tratamiento sería supuestamente más eficaz, requiriéndose menos dosis.

Esto es lo que se conoce como "vacaciones" de levodopa, pero resulta peligroso retirar la medicación bruscamente, en especial en los pacientes con tratamientos largos o a dosis altas. Puede producirse una tremenda rigidez e inmovilidad, con el paciente postrado en cama y aparición de complicaciones como aspiración (la comida pasa a los pulmones con riesgo de neumonía o asfixia), trombosis venosa (favorecida por la prolongada inmovilidad) o hipertermia (aumento de la temperatura corporal que puede ser muy intenso y resistente a antitérmicos y otras medidas). Incluso han ocurrido muertes durante estas "vacaciones" de levodopa. Esta modalidad de tratamiento ha perdido el prestigio que gozó en un tiempo. En los pocos casos en que se realiza, debe hacerse bajo control hospitalario y con todo tipo de precauciones.

EVITAR POLIFARMACIA (EN LO POSIBLE)

La polifarmacia es casi siempre necesaria en el parkinsoniano. Dada la gran cantidad de medicamentos disponibles, ante cada queja del paciente se ensaya un nuevo fármaco que luego no se retira. A esto debe añadirse los tratamientos por otras enfermedades que suelen presentar los pacientes de esa edad (para la hipertensión, arterioesclerosis, diabetes, prostatismo, hiperlipidemia, artrosis, etc.).

Para evitar polimedicación se recomienda [188]: apurar el beneficio de un fármaco antes de añadir otro, tener una clara indicación para usar uno nuevo, intentar reducir periódicamente algún fármaco y asociar métodos no farmacológicos. Con menos medicación, el paciente la toma con más regularidad , aumenta su bienestar subjetivo y mejora su estado mental.

LA PARKINSONIANA QUEDÓ EMBARAZADA

En la paciente con enfermedad de Parkinson es muy raro el embarazo pero posible. En una revisión reciente [106] sobre 31 embarazos en 28 parkinsonianas, sólo se encontraron malformaciones o complicaciones en las que estaban tomando amantadina, sin que se observara ninguna alteración especial en las tratadas con levodopa-carbidopa, levodopa-benseracida o agonistas dopaminérgicos. La conclusión es obvia: en caso de gestación, retiraremos la amantadina.

Otra cuestión es la lactancia: si la madre pretende dar el pecho parece lógico evitar la bromocriptina (que, como vimos se usó primariamente para inhibir la secreción láctea); aunque hay menos datos, también parece lógico evitar la pergolida y otros agonistas dopaminérgicos químicamente parecidos.

ANTES DE PASAR POR QUIRÓFANO

Si hay que realizar una intervención quirúrgica a un parkinsoniano se mantendrá la levodopa y agonistas dopaminérgicos hasta la noche anterior a la operación; después de ésta, se volverá a dar la medicación lo antes posible. Si es necesario, se usará sonda naso-gástrica y, en casos extremos, si el déficit funcional es muy importante y no hay posibilidad de utilizar la vía digestiva en mucho tiempo, habría que recurrir a las infusiones de amantadina, levodopa o lisuride o a bolos subcutáneos de apomorfina[II]. También se recomienda ir disminuyendo la dosis de antico-linérgicos en las 2-3 semanas previas a la intervención, pero no suprimirlos del todo [252].

Hay tres presentaciones para administrar la apomorfina vía rectal: solución rectal (10 y 15 mg), supositorios de gelatina (25 y 50 mg) y otro tipo de supositorios denominados Withepsol-H15 de mayor dosificación (50-100 mg) [152]. Para acelerar la recuperación postoperatoria se aconseja utilizar la nueva formulación soluble de levodopa y benserazida, Madopar LIQ 100/25 y 50/12.5, a la que se le supone una mayor rapidez de absorción [65].

PARKINSONISMO PSICÓGENO

En ocasiones las alteraciones psíquicas serían la causa del parkinsonismo (o al menos le preceden), si atendemos al concepto de "parkinsonismo psicógeno documentado o clínica-mente establecido" en los 14 pacientes de un reciente estudio.

La hipótesis es muy atractiva, alentando especulaciones etiopa-togénicas de base psicológica. Y los autores del trabajo no son

---

[I] Ver el apartado dedicado a " crisis acinéticas graves".

precisamente unos desconocidos (Lang, Koller y Fahn) [154]. El tratamiento de estos casos se enfocaría, obviamente, desde la psicoterapia.

CRISIS ACINÉTICAS GRAVES

La acinesia (y la rigidez asociada, con o sin temblor) puede presentarse de modo tan intenso o agudo que compromete la vida. El paciente permanece en decúbito y la disfagia puede aumentar hasta una incapacidad absoluta para tragar, que le impide comer, beber o tomar la medicación. Esto puede llevar a un desequilibrio electrolítico y a una neumonía.

Siempre que sea posible el paciente debe ser asistido en una Unidad de Cuidados Intensivos, con posibilidad de ventilación artificial. Si todavía es posible la alimentación por sonda nasogástrica, se le administrará levodopa, comenzado por la dosis que tenía antes de la crisis acinética y, conforme se precise, subir luego progresivamente. Si no es posible la alimentación gastroenteral, se recomienda [252] pasar una infusión de amantadina o administrar apomorfina en bolo subcutáneo. Hay presentaciones para infusión intravenosa de levodopa y lisuride, pero deben obtenerse directamente de los fabricantes (respectivamente, Hoffmann-La Roche, Basilea, y Schering AG, Berlín).

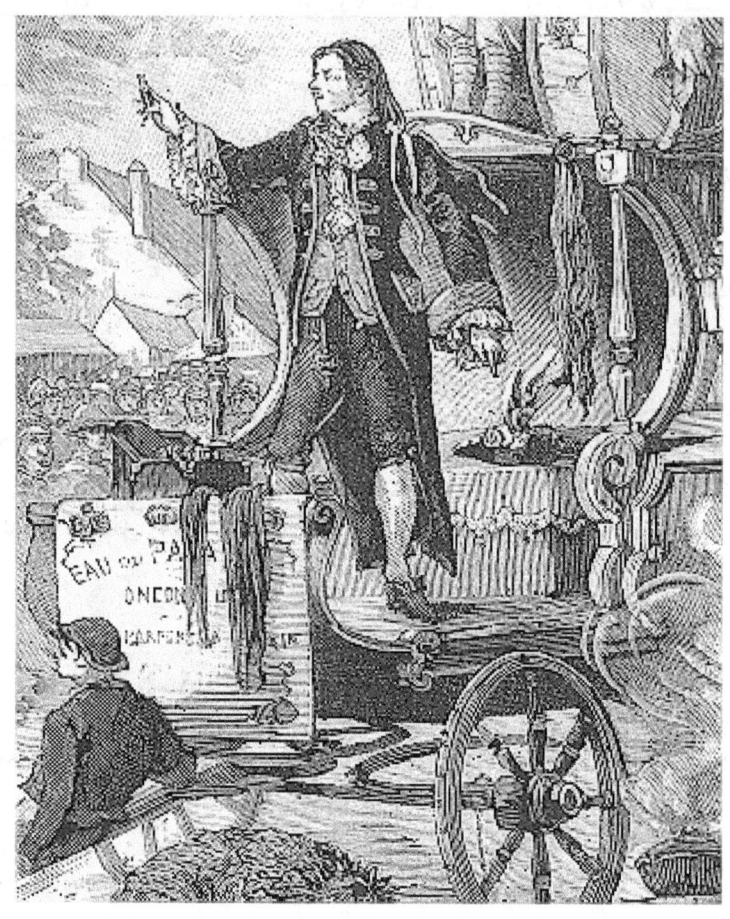

FIGURA 16. Médico ambulante ofreciendo remedios no siempre acreditados.

En el CAPÍTULO XVI comentamos tratamientos curiosos, dudosos y heterodoxos para la enfermedad de Parkinson.

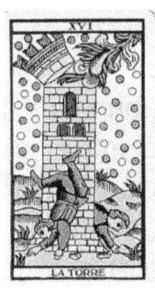

XVI. Tratamientos curiosos, dudosos y heterodoxos

R. González Maldonado y E. Santiago Carranza [II]

A estas alturas del libro, conocemos bastante sobre el tratamiento de la enfermedad de Parkinson: lo que se enseña en las facultades de Medicina y lo que se receta en los ambulatorios públicos.

Pero hay otras opciones de tratamiento, aunque parezcan curiosas, dudosas o heterodoxas. Unas porque son demasiado recientes, y no han calado en el público general; otras se han propuesto sin una base científica firme, pero pueden abrir líneas terapéuticas. Son recetas imaginativas, no siempre acreditadas. Puede que un día, alguna de estas tentativas o intuiciones suponga un avance real para combatir la enfermedad de Parkinson. Nadie se extrañe, ocurre a veces a quien golpea el azar[96].

[I] E. Santiago Carranza, aficionada a la literatura, es residente de Medicina Familiar y está haciendo la tesis doctoral sobre enfermedad de Parkinson.

ELECTROSHOCK

Mala prensa tiene el electroshock, que es visto por muchos como una bárbara terapia de los antiguos manicomios. Y no es para tanto, pues tiene precisas indicaciones. Habitualmente se usa en esquizofrénicos graves, que necesitan abundantes neurolépticos (tranquilizantes mayores) lo que, además, les produce parkin-sonismo. Pues bien, se ha demostrado que los pacientes que, además de tranquilizantes, tienen tratamiento electroconvulsivo quedan "protegidos" contra la aparición de los trastornos de la marcha y de los otros síntomas parkinsonianos yatrógenos [185].

Por eso, y por lo que parecen demostrar ciertos estudios en animales [II], se pensó que podría resultar útil en los verdaderos enfermos de Parkinson. Y así ha sido. Sesiones repetidas de electroshock han dado buenos resultados en algunos casos de parkinsonismo refractario a los fármacos, con mejoría espectacular de los síntomas motores (sobre todo en crisis acinéticas intensas) y ausencia de efectos mentales secundarios [80, 83]. La electroconvulsivoterapia es especialmente útil en pacientes en que el Parkinson se combina con depresión [138] o con psicosis [115].

UN CIGARRILLO PARA ANDAR

En los parkinsonianos jóvenes se recomienda fumar un cigarrillo durante las fases "off": mejora la congelación, la marcha y otros

---

[I] Algunos estudios experimentales analizan precisamente los cambios bioquímicos producidos a nivel de receptores de dopamina en ratones parkinsonizados con MPTP y sometidos a electroshock [227].

síntomas durante 20 minutos aproximadamente; también se han usado chicles de nicotina pero son menos eficaces [56]. Se supone que la nicotina activa la vía dopaminérgica nigroestriada y aumenta la liberación de dopamina en el estriado [126] [II].

UN BASTÓN DE DISEÑO CASERO

Benito ya era domador de canarios y aficionado al bricolaje cuando su mujer tuvo la desgracia de atufarse con un brasero. La intoxicación por monóxido de carbono fue grave y, cierto tiempo después, desarrolló un invalidante parkinsonismo que llevó a repetidos bloqueos de marcha . Era un suplicio intentar cruzar una calle pues parecían pegársele los pies al suelo.

Un día fueron a visitar a unos amigos al chalet que acababan de comprar. Y en uno de los pasillos exteriores, la parkinsoniana empezó a caminar mucho más deprisa. El observador Benito reparó enseguida en que la causa estaba en el suelo: las baldosas claras estaban separadas por otras negras dispuestas en franjas horizontales paralelas, y su esposa caminaba "saltando" mentalmente de una baldosa oscura a la siguiente.

Se le ocurrió entonces fabricar un dispositivo que pusiera delante de los pies de su mujer una tira negra; para ello, acopló un trozo de cable flexible negro (del que se utiliza para el freno de las bicicletas) a la punta inferior de un bastón. La enferma sólo tenía que poner el bastón con la tira negra delante de sus pies y "pensar en que su pie iba a saltar hacia la banda oscura". Al principio no salía bien pero Benito se puso a entrenar a su mujer

---

[I] Además, experimentalmente se ha comprobado que la nicotina en infusión crónica tiene efecto neuroprotector de sistemas dopaminérgicos nigroestriatales previamente lesionados[136].

con la misma paciencia y casi los mismos métodos que domaba a sus canarios.

Y la demostración que me hizo en la consulta fue espectacular: la paciente en completo bloqueo de marcha cogía el bastón y caminaba con bastante rapidez. Lo grabé en video y lo presenté como comunicación a la Reunión de la Sociedad Española de Neurología [97]. Poco después, Benito y yo patentábamos juntos una variante del bastón al que habíamos acoplado un dispositivo luminoso y un sistema acústico (es conocido que ciertos tipos de música -la militar por ejemplo- favorecen la marcha de los parkinsonianos porque suplen por vía auditiva la falta de "melodía cinética" de estos pacientes).

MAGNETISMO

Es un método eficaz, e incluso revolucionario para tratar la enfermedad de Parkinson. Se dice que, aplicando externamente campos magnéticos, mejoran tanto los síntomas motores como los no motores [II].

En concreto, han resultado beneficiosos para la micrografía, la distonía del pie, estado anímico, sueño, dolor, disfunción sexual, regulación autonómica y funciones cognitivas [128, 219, 220, 221].

Además de actuar sobre la glándula pineal, se supone que el magnetismo tiene acción sinérgica con dopaminérgicos.

[I] La aplicación magnética produce también cambios bioquímicos y electroencefalográficos (aumento de actividad alfa y beta), supuestamente actuando sobre la glándula pineal (Sandyk y Derpapas 1993a, Sandyk y Derpapas 1993b).

CARPE DIEM [11]

Hace ya mucho tiempo, Blas estaba haciendo la tesis doctoral (con el Prof. Varela) sobre la influencia de factores psicológicos en la enfermedad de Parkinson, algo de lo que los dos estamos completamente convencidos.

En uno de sus viajes a Granada, mientras desayunábamos, vimos pasar a uno de nuestros colegas y amigos, Antonio. Andaba con su estilo habitual, pausado, hierático, firme el ademán. Comentamos que su comportamiento, siempre educado y correcto, era demasiado formal y que, todos estos factores, eran los que aparecían en los pacientes parkinsonianos.

Y se nos ocurrió apostar (perdona Antonio, eramos recién conversos de una hipótesis psicógena de la enfermedad) que cuándo le iba a dar Parkinson a nuestro amigo. Blas dijo que diez años después y yo que quince. Pero van pasando los años (el tiempo se escurre como agua en canasto) y Antonio no tiembla, sigue con el paso ágil y no vemos micrografía en sus recetas.

¿Contradice esto la teoría psicológica? Hace pocos meses creo que dimos con la clave mientras cenábamos los tres en agradable compañía. Le observé paladeando el vino antes dar el visto

---

[1] *Carpe diem:* Coge el día de hoy (es decir, goza del presente). Estas dos palabras de Horacio son las que casi todos citan cuando insisten en disfrutar el momento. Pero no mutilemos el bello texto (Odas 1, 11, 7): ***Dum loquimur fugerit invida aetas: carpe diem, quam minimum credula postero*** (Mientras hablamos, huye, envidioso, el tiempo; coge el día de hoy y no confíes en el mañana).

bueno al camarero (él siempre escoge el vino), escuché sus apreciaciones sobre el buen olor y ambiente del comedor. Degustó cada bocado del lenguado entornando un poco los ojos; aderezó la conversación con sus disquisiciones sobre la belleza de tal o cual suerte del toreo o determinadas obras musicales.

Tras los postres, se hizo servir en copa ancha un *Rémy Martin*, escogió un clavel del florero para el ojal de la chaqueta y arregló coquetamente el pañuelo de marca que asomaba en su bolsillo superior. Luego, él que no fuma habitualmente, pidió un Montecristo con el grado de humedad adecuado, y lo fue encendiendo parsimoniosa y ceremonialmente.

Disfrutaba en cada momento, con cada detalle, y lo comenté con Blas que, enseguida, estuvo de acuerdo con la explicación. Para Antonio, los días están llenos de pequeños y numerosos placeres que él, como buen Tauro, era capaz de descubrir, apreciar y disfrutar. Eso es lo que le ha protegido del Parkinson.

MELATONINA

La melatonina es la droga de moda. Es un hormona que producimos en la glándula pineal del cerebro. Es la "hormona del ritmo", la que marca o interviene en los ciclos vitales y en la relación sueño/vigilia (ritmo circadiano).

Dicen que la melatonina beneficia el sueño, mejora el ánimo, la memoria, la potencia sexual, el tono vital... Una serie de ventajas sin fin, una verdadera panacea [I]. Se ha usado para aliviar los

---

[I] Llamamos "panacea" a algo capaz de curar o arreglar todo. Panacea, hija de Esculapio

síntomas de pacientes con enfermedad de Parkinson y de Alzheimer, pero el optimismo inicial debe ir acompañado de datos fiables.

Entre los neurólogos españoles sabemos de alguno que, a la vuelta de las reuniones anuales de la Academia Americana, se toma sus dos comprimidos de melatonina y luego cuenta que duerme perfectamente, evita el "jet-lag" y, además, se encuentra física y anímicamente muy mejorado. Haremos un estudio controlado.

LA RECETA DEL DR. FAUSTO

El Dr. Fausto (el de Marlowe, el de Goethe) ya ha pensado demasiado, y quiere volver a disfrutar de la vida: *" Toda teoría es tan árida como verde y lozano es el árbol de la vida "* [(I)].

Y esta receta puede venir bien a los parkinsonianos en los que suele detectarse una actitud antihedonista, con marcada tendencia a la autoexigencia, escasa capacidad de disfrutar determinados aspectos de la vida, mayor convencionalismo, moral rígida y dependiente del grupo [210].

Algunos llegan a suponer que estos rasgos de personalidad "premórbida" serían factores coadyuvantes en la enfermedad

---

Esculapio (dios de la Medicina) acompañaba a su padre con una caja llena de todos los remedios necesarios para practicar el arte de la curación.

[(I)] Goethe pone en boca de Mefistófeles la hermosa cita: *"Grau, teurer Freund, ist alle Theorie. Und grün des Lebens goldner Baum"*. Por cierto, un reto a la memoria del lector culto: de los dos "Fausto" (el de Marlowe, el de Goethe) uno se condena y otro se salva, ¿cuál de ellos cae y cuál evita el infierno?

por lo que resulta lógico que orienten la psicoterapia hacia lo contrario: la búsqueda de una actitud más independiente, lúdica y hedonista en el paciente.

Muchos neurólogos han reparado en la diferente evolución de los parkinsonianos según su estado de ánimo. En mi experiencia, las personas que, aun aceptando la enfermedad, han conseguido mantenerse activas, realizando sus proyectos con alegría, han evolucionado favorablemente.

La ilusión mejora la sustancia nigra [101]. Y como no dispongo de pruebas científicas, llamo como testigo al vitalista Stevenson; en una obra[231] menos conocida que "La isla del tesoro" aconseja amores de la edad tardía para combatir "la acción petrificadora de los años"[II].

MARIHUANA MEDICAMENTOSA

Ya estoy a punto de que me echen del Colegio de Médicos.

Después de prescribir al parkinsoniano, según fáustica receta, una novia de la edad tardía, voy a comentarle que la marihuana y el hachís han sido utilizados para el tratamiento del Parkinson, en Estados Unidos por supuesto.

¿No se lo creen? Incluso existe un foro en Internet dedicado a

---

[I] Se trata de un ensayo que tituló "*Virginibus puerisque*" (también le gustaba el latín a RL Stevenson) y dice, textualmente: "*Este simple accidente de enamorarse es tan conveniente como asombroso. Detiene la acción petrificadora de los años; refuta las frías y cínicas conclusiones y despierta dormidas sensibilidades*".

recoger investigaciones o datos en ese sentido (Parkinson and cannabis [196]).

YOHIMBINA PARA SUBIR... LA TENSIÓN

Ahora sí que le abren expediente las autoridades académicas, dirá el lector. Pero no lo digo yo solo; está demostrado que la yohimbina es útil para tratar la hipotensión ortostática [II] [242].

Si, de paso que sube su tensión, el parkinsoniano mejora su libido y capacidad sexual, no encuentro motivos de alarma o queja.

HACER LOCURAS

No es una propuesta de tratamiento sino una curiosa observación clínica que podría sugerir alternativas terapéuticas: una parkinsoniana avanzada mejoró espectacularmente, remitiendo por completo las intensas acinesias y discinesias que presentaba, cuando sufrió una fase maníaca aguda (36 horas), a pesar de la retirada de medicación dopaminérgica en ese periodo [157].

ZUMO DE LIMÓN

No es ninguna prescripción de curandero. La absorción de levodopa cambia según el pH gastrointestinal. Tomando zumo

---

[I] Esta utilidad de la yohimbina se debe a su acción alfa2-adrenérgica: estimula esos receptores en los vasos sanguíneos, evitando así las bajadas de tensión arterial.

de limón (30 ml) con cada dosis de levodopa aumentaron sus niveles plasmáticos y mejoró la función motora en un grupo de parkinsonianos (38), en especial en aquéllos en que la acidez gástrica inicial era más baja de lo normal [254].

UN PASEO EN TRACTOR

El paciente de Vicente tiene un tractor. Este compañero (y sin embargo amigo) siempre desechó tentaciones académicas por su decidida vocación clínica. Su experiencia de ambulatorio le hizo fijarse en lo que le dijo un parkinsoniano: que, para mejorar, todas las mañanas antes del Sinemet cogía el tractor y lo conducía un trecho, como paseando por su finca.

La historia me la contó mientras tomábamos unas cervezas. Lo decía como broma, y yo hilé entonces que también habíamos considerado cómico lo de la "chaise trépidante" (silla trepidante)[II] de Charcot.

Puede que sea verdad: el traqueteo, aparte de movilizar las articulaciones, de "desentumecerlas" mecánicamente, es una forma de activar todas nuestras aferencias articulares, de sensibilidad profunda.

Todo lo que sea estimular esas fibras de sensibilidad articular debe ser bueno para los reflejos posturales. Podría inventarse un aparato vibrador basado en esto.

[I] La "chaise trépidante" es el famoso artilugio que Charcot diseño imitando el traqueteo del tren, como tratamiento de parkinsonianos (véase capítulo primero).

GAFAS AZULES

Son conocidas las dificultades de integración visuo-espacial que tienen los parkinsonianos. Son especialmente patentes cuando pasan por lugares estrechos y pueden perjudicar notablemente la marcha.

Al parecer, la visión a través de cristales coloreados puede modificar el grado de coordinación visuo-motora.

Eso al menos dicen los fabricantes de gafas azules para parkinsonianos que se anuncian en Internet: en cada caso se puede prescribir un personalizado tono de color (siempre azulado) que mejore la marcha del paciente. Incluso dan instrucciones para hacer pruebas en programas de dibujo como Corel Draw.

ISLA MARGARITA

Esta historia me la contó una joven médico de otra especialidad, que en ese tiempo rotaba por Neurología. No recuerdo bien su nombre (¿Helena?) pero sí memoricé el curioso relato, y lo transcribo con sus propias palabras:

" *En mi primer año de residencia atendí muchos pacientes pero ninguno recuerdo como a Fátima. Tenía cincuenta y cinco años aunque parecía una anciana a punto de extinguirse. Era, como la gran mayoría de nuestros enfermos, un ama de casa que sólo había conocido los limites de un territorio que ahora encontraba vacío, al igual que el saco de sus ilusiones. Una vez mas, una historia de depresiones, de apatía sexual, de rígida educación y, ahora, una fiel viudedad.*

Hubiese pasado desapercibida en mi memoria si no hubiésemos coincidido, tres años después, en un vuelo a Isla Margarita. Fue ella quien me reconoció y mi sorpresa fue enorme cuando reparé en que aquella anciana parkinsoniana era ahora una mujer sana y vital, con una bella madurez a punto de explotar. Yo tenía problemas con la reserva de mi hotel y me invitó a su casa, donde descubrí el secreto de su curación.

Poco después de salir de mi hospital, Fátima había conocido casualmente a un venezolano de su edad, pintor y trotamundos que tenía una pequeña finca en Isla Margarita; compartían aficiones literarias y eso fue la excusa para largas conversaciones en cenas que sucedieron; él hizo renacer en ella una vitalidad antigua e incluso volvió a escribir cuentos como cuando era niña.

Fátima se olvidó de sus médicos occidentales, de sus amigos de España y le acompañó. Hoy siembran hortalizas, frutales y olorosas flores en sus jardines, y toman baños de sol sobre la hierba mojada. Duermen la siesta en una cama suspendida entre arboles y hacen el amor, entre sollozos y carcajadas, en diferentes y perfumados encuadres. Sus cenas se prolongan entre velas, buenos cigarrillos y algún porro, y las largas tertulias sólo ceden al amanecer ".

Fátima ya no tiene Parkinson (o es como si no lo tuviese).

REALIDAD VIRTUAL

Se investiga usar gafas especiales (más complejas que las coloreadas en azul antes descritas) y otros dispositivos virtuales para ayudar en la marcha de los parkinsonianos.

Sería una versión moderna y mucho más completa de los bastones u otros dispositivos visuales o auditivos que se demostraron útiles para resolver la pérdida de la "melodía cinética" del parkinsoniano.

ET COLE FELICES, MISEROS FUGE [11]

Ya lo decía el clásico: " *Et cole felices, miseros fuge* " (únete a los felices, huye de los desgraciados). Es aconsejable, se esté sano o enfermo, evitar ideas negativas y conseguir actitudes positivas, rodearse de personas optimistas, evitar a los tristes y sazonar la vida con cierta ironía y mucho humor.

---

[1] Yo lo leí en Gracián, cuando aconseja "*Conocer los afortunados para la elección y los desdichados para la fuga* ". Pero, según Jesús Morata, la cita original es de Lucano - *Farsalia VIII, 487*- (Jesús es amigo antiguo, discrepamos en política y fútbol, pero me enseña latín a través de Internet).

En algunos hospitales americanos existen salas dedicadas a hacer reír a los pacientes (una especie de "salón de las carcajadas"). La hipótesis es que la risa libera tensión, disminuye diversas molestias, mejora la respiración y sube el ánimo.

El humor es la mejor medicina y esta vieja expresión ha sido popularizada en algunos libros y asumida por ciertos grupos sociales [II]. Recomiendan leer libros divertidos, seleccionar películas o videos de humor y favorecer conversaciones jocosas.

No sé si será más o menos útil para los parkinsonianos pero seguro que les sienta bien.

[I] Norman Cousin. Anatomy of an Illness. International Conference on Humor. (Referencias obtenidas en Internet.)

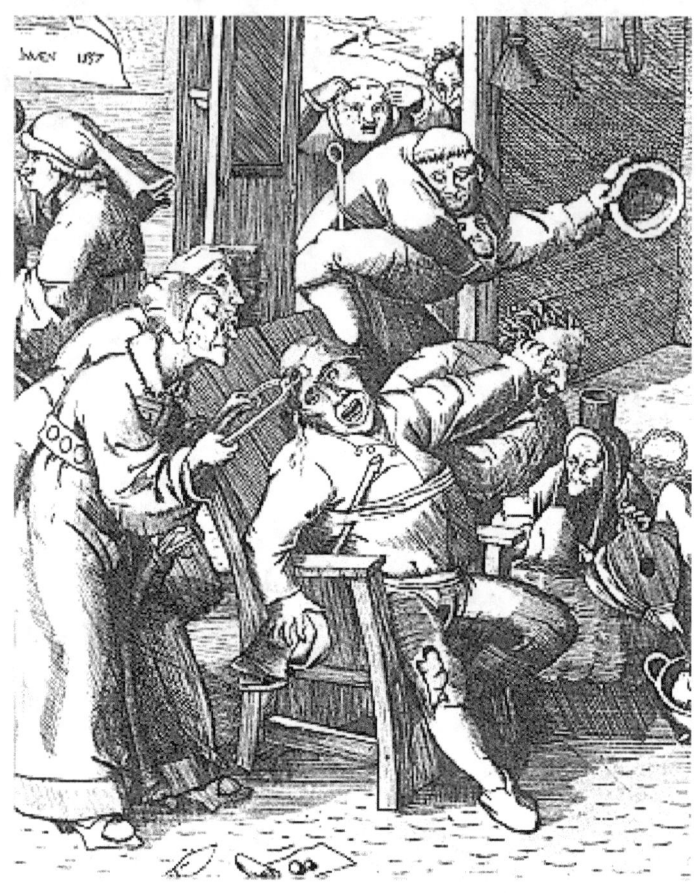

FIGURA 17. Cirugía muy primitiva la que representa el cuadro de Brueghel (AExtracción de la piedra de la locura≅)

En el CAPÍTULO XVII veremos que la Cirugía ha avanzado mucho, discutiéndose en la actualidad qué parkinsonianos deben operarse y cuáles no.

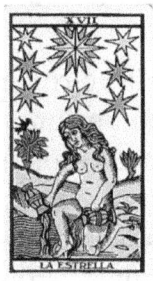

XVII. Cirugía sí, cirugía no.

El azar estuvo en los inicios de la cirugía de la enfermedad de Parkinson. Un accidente abrió camino a lo que se conoció como cirugía lesional; las técnicas estereo-táxicas fueron durante mucho tiempo tratamiento clásico del temblor. Hoy en día, la mejoría en la neuroimagen y la alianza con la electrónica plantean horizontes insospechados para mejorar los síntomas parkinsonianos. En medio, la moda de los transplantes se vino abajo. Claroscuros y esperanza preñan este capítulo. La cirugía no cura, y sólo es útil en un pequeño número de casos, pero las modernas técnicas quirúrgicas tienen un lugar preciso aunque limitado entre los tratamientos de la enfermedad de Parkinson[73].

DOS POR EL PRECIO DE UNO

Corría 1939 y el paciente que acababa de operar el Dr. R. Meyers tenía motivos para sentirse agradecido: tras quitarle un tumor cerebral no sólo seguía vivo, algo no tan frecuente en aquella época, sino que había dejado de temblar. Y es que además de un tumor sufría enfermedad de Parkinson, hasta que una maniobra afortunada del cirujano cortó un haz de fibras nerviosas (el ansa lenticularis) que van desde el tálamo al núcleo pálido (dos núcleos grises de la base del cerebro). El feliz resultado fue la mejoría de los síntomas parkinsonianos y el nacimiento de un nuevo tipo de intervenciones: la cirugía lesional, que consiste en producir pequeñas y limitadas lesiones en determinadas zonas del cerebro para modificar el temblor u otros síntomas. En sus comienzos, la aplicación de esta técnica requería gran valor en los pacientes: según las estadísticas de la época, morían 17 de cada 100, y de los supervivientes, sólo mejoraban 39.

LOS QUIRÚRGICOS CINCUENTA

En los años cincuenta, aún no había nacido la levodopa y el que llegaba a la enfermedad de Parkinson abandonaba toda esperanza. Los neurocirujanos recogieron entonces la antorcha que una década antes dejó el Dr. Meyers. En muchos quirófanos se ensayó para producir la menor lesión posible que aliviase el temblor y la rigidez.

El mayor avance llegó con la aplicación de la cirugía estereotáxica, una técnica que ya se empleaba en animales de experimentación. Consiste en un sistema de control y medición situado externamente que, con la ayuda de neuroimagen, consigue introducir, a través de un pequeño orificio en el cráneo, una larga aguja que llega con gran precisión al área cerebral que se quiere lesionar. Unos escogieron directamente la zona que se lesionó en el primer paciente, el *ansa lenticularis* que, como dijimos, va del pálido al tálamo. Otros lesionaron directamente el pálido (palidotomía) o el tálamo (talamotomía) en diferentes partes.

Los resultados fueron bastante satisfactorios, en especial para el alivio del temblor. Pero la llegada de la levodopa a finales de los 60 supuso un avance terapéutico más beneficioso y fácil de usar. Bajó drásticamente el número de intervenciones aunque algunos neurólogos y neurocirujanos las recomendaban hasta hace poco para casos muy seleccionados con temblores incapacitantes.

LO QUE EN BREVE SUBE EN ALTO ASIENTO...

Las modas son, por definición, mudables. Como decía el clásico [II]: *"Lo que en breve sube en alto asiento, suele desfallecer apresurado"*. Y eso ocurrió con los transplantes de células al cerebro para tratar la enfermedad de Parkinson. La base teórica era simple: en estos pacientes van muriendo las células de la sustancia nigra que producen dopamina, y que es necesaria para el estriado [III]. Pues bien, se transplantan al estriado neuronas de sustancia nigra de fetos o, también, otras células del propio enfermo que produzcan dopamina (por ejemplo, las de las glándulas suprarrenales [IIII]).

A finales de los 80, el Dr. Madrazo en México publicó espectaculares resultados: uno de sus pacientes nunca más necesitó levodopa. Los neurocirujanos americanos copiaron esta técnica en cientos de pacientes. Pero aparte de complicaciones

---

[I] Baltasar Gracián (Obras completas. Aguilar, Madrid 1967).

[II] El estriado es un conjunto de núcleos grises de la base cerebral que intervienen en la coordinación motora. Al estriado van la mayoría de las vías dopaminérgicas que salen de la sustancia nigra y cuya lesión es la base de la enfermedad de Parkinson.

[III] Las glándulas suprarrenales, como su propio nombre indica, están situadas sobre los riñones. En el embrión eran tejido nervioso que emigró, por eso segregan sustancias como la adrenalina (su principal producto) o la dopamina.

serias y varias muertes, ninguno encontró los buenos resultados de Madrazo. La explicación vino algo después: en la autopsia de algunos operados en el sitio del transplante no había más que un montón de restos de células muertas. Un comité de expertos (Goetz, Olanow y Koller) decretó que los beneficios eran inconsistentes, y se abandonaron los transplantes de células adrenales. El sueño había terminado.

ESTIMULANDO EL TÁLAMO DESDE EL PECHO

Las intervenciones quirúrgicas que lesionan zonas del tálamo (talamotomías) se han utilizado durante décadas para tratar el temblor. Los resultados son variables pero, incluso yendo bien, la talamotomía tiene el inconveniente de que suele hacerse en un solo lado y, sobre todo, que la lesión que producen es irreversible.

Es mucho más conveniente y menos arriesgada la técnica actual[27] de estimulación talámica con electrodos implantados crónicamente. Unos pequeños electrodos estimuladores se pueden implantar en ambos lados con escasas complicaciones.

La posición del implante se determina mediante registros intraoperatorios en el núcleo ventral intermedio del tálamo. Se usa estimulación de alta frecuencia (100-200 hertzios) que se controla mediante una cajita implantada subcutáneamente en la pared del pecho; su efecto beneficioso parece debido a un bloqueo por despolarización. Hasta el 88 % de los parkinsonianos obtienen resultados buenos o excelentes, y se espera que se mantengan a largo plazo [37].

LA PALIDOTOMÍA ACTUAL

Con los avances de la neuroimagen y los mayores conocimientos fisiopatológicos, se puede ser mucho más preciso. Actualmente, la palidotomía se realiza en una zona muy restringida [II] y su mayor beneficio es que elimina las discinesias contralaterales; también remiten el temblor, la rigidez y la bradicinesia; no mejora el lenguaje, pero sí parecen disminuir las fluctuaciones motoras, los bloqueos de marcha y el dolor. Se ha llegado a decir que la palidotomía tendría efectos similares a los de la levodopa. Los pacientes tienen que seguir tomando la medicación de modo similar a como lo hacían antes de operarse, pero al tener menos discinesias pueden aumentarla [190].

La palidotomía es una técnica más compleja que la talamotomía, tiene un mayor riesgo de complicaciones y, si la lesión no se localiza bien, la extensión y duración del resultado es menor. Pero en los casos que van bien, el beneficio es muy importante y, por lo general, con lesiones unilaterales se consigue mejorar ambos lados. La estimulación palidal consiste en que en lugar de provocar lesión, se sitúa un electrodo estimulador en el pálido (de modo similar a como se hace en el tálamo) que se puede activar externamente. Aún está en fase experimental.

[I] En la parte ventroposterolateral del segmento interno del pálido.

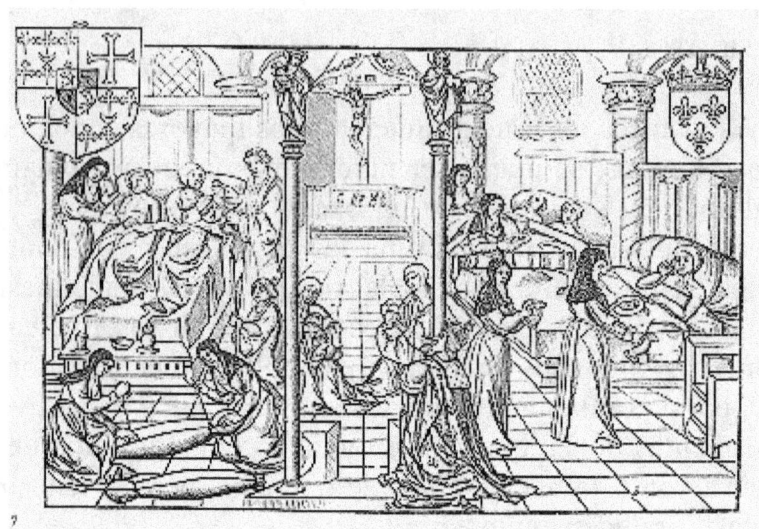

FIGURA 18. Pacientes en un hospital de París (siglo XVI).

En el CAPÍTULO XVIII (AHablan los pacientes≅) varios parkinsonianos nos dan su visión de la enfermedad.

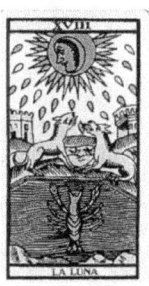

XVIII. Hablan los pacientes

Los médicos les vemos como pacientes, pero ellos no se ven así. El parkinsoniano ha tardado en saber que así le llamamos. Este hombre o esta mujer empezaron a temblar o a tener una serie de molestias y fueron al especialista a le confirmase el diagnóstico que ya había hecho su médico de cabecera.

EL INTRUSO

Ahora siente que un intruso ha llegado a su vida. Si estaba tan bien con mi trabajo, con mi familia, con mis amigos, se dice. ¿Qué es esto que me pasa ahora? ¿Cuánto va a durar? Seguro que cuando me tome el tratamiento unos cuantos meses me voy a curar. Pero resulta que el intruso sigue, que la enfermedad invade cada vez más parcelas de su existencia, que tiene que esconder la mano temblorosa para que no lo noten sus compañeros.

SE ASUME EL PROBLEMA

En un momento dado todos saben ya que tiene enfermedad de Parkinson. Empezarán a darle consejos, unos a animarle y otros a contarle -consciente o inconscientemente- lo mal que está Fulanito que tiene lo mismo.

Los suplementos de la prensa tienen de vez en cuando artículos sobre la enfermedad que leerá con avidez y no siempre entenderá. En ocasiones, una noticia sensacionalista sobre un nuevo tratamiento le hará llamar urgentemente a su médico para preguntarle si a él se le puede aplicar.

Otras veces llega el desánimo: sigo igual o peor que antes, ya no puedo salir con los mismos amigos, me miran raro. A temporadas se anima: las últimas pastillas me sientan mejor, no tengo náuseas y me encuentro bien la mayor parte del tiempo; voy a organizarme, haré las compras cuando esté en fase "on", como mañana tengo una cena me tomaré una hora antes el doble de la dosis, así se me notará menos.

ATRÉVETE A SABER

¿Debe el parkinsoniano saber mucho sobre su enfermedad?. Con algunas excepciones (los muy hipocondriacos), pienso que el que un paciente conozca bien su enfermedad no sólo no es malo, sino muy beneficioso [100]. La mayoría de los parkinsonianos son meticulosos e inteligentes y pueden sacar mucho partido si adquieren conocimientos más o menos elementales sobre cómo se lesiona su cerebro, cómo actúan los medicamentos que toma o qué complicaciones son más frecuentes.

Hay excelentes guías, mejorando la presente, por las que puede conocerse ésta u otras enfermedades neurológicas, en español [II]

[I] *Vivir cola enfermedad de Parkinson*, editada por Angels Báyes y Gurutz Linazasoro [25] contiene innumerables consejos prácticos. En ámbito más amplio, el libro *Neurología:*

o en inglés[II].

Siempre insistiremos en que consulten con su médico general o con el especialista, pero hay que alentarles a no temer al conocimiento: *Sapere aude* (atrévete a saber) que decía el clásico[III].

¿COMO SE SIENTEN LOS PARKINSONIANOS?

Aunque llevemos muchos años estudiando la enfermedad de Parkinson desconocemos esa percepción íntima, esa interiorización del trastorno que no se aprende en publicaciones ni congresos y que sólo un paciente con suficiente sensibilidad puede comunicar.

Con el mayor respeto por el dolor ajeno, pero sin falsos remilgos, transcribo aquí tres ejemplos que me han ayudado a conocer cómo se siente por dentro un parkinsoniano: la paciente joven que se rebela contra una " enfermedad de viejos" (1), el que graba su desesperación en versos (2), o aquél que asumió con humor un embarazoso "problema concreto" (3):

1. DESAFIANDO EL PARKINSON

---

información para pacientes y familiares de José Félix Martí Massó [170] emprende la ambiciosa tarea de explicarles toda la Neurología y, en mi opinión, lo consigue.

[I] En inglés, la obra clásica de Duvoisin y Sage es una magnífica enciclopedia divulgativa de la enfermedad). Hay otras lecturas más asequibles, como la obra de Sue Dauphin: *Parkinson`s disease: the mistery, the search and the promise.*

[II] La frase es de Horacio (Epístolas 1, 2, 40), pero todos los clásicos le apoyan.

(Extraído del libro en que Carmen Díaz Márquez[66] relata su vida con la enfermedad de Parkinson).

Llevo diecisiete años compartiendo mi vida con la enfermedad. Se perfectamente lo mal que se puede llegar a sentir la persona que la padece. Sé los sentimientos que puede despertar. Hay momentos de rabia, de impotencia, de dolor. Otras veces es el desánimo, el desaliento, la desesperanza lo que nos invade. Lloras te revelas pero la enfermedad continua a tu lado.

Yo he pasado por todo eso. Quizás sea lo que me ha animado a compartir mi lucha, mis miedos, mi soledad. He comprobado que tu actitud ante la vida será la que influya sobre la enfermedad.

Lamentándonos no conseguiremos nada. Tenemos la enfermedad de Parkinson y tenemos que vivir con ella. A partir de aquí podremos empezar a combatirla. Para esta lucha vamos a necesitar toda nuestra energía, toda nuestra fuerza.

Carmen ahora preside una asociación de parkinsonianos, y les aconseja, en primer lugar, conocer su enfermedad, saber lo que les pasa realmente. Luego les incita (casi les empuja, así es ella) a rehacer su vida: ¡Atrévete a vivir! (*Vivere aude*, que diría Horacio)[II].

2. POEMAS SOBRE LA ENFERMEDAD DE PARKINSON
(tomado de Internet, 22/05/96: S.A.A)

[II] Pasar del *Sapere aude* (atrévete a saber) de Horacio al *Vivere aude* (atrévete a vivir) es una interesante apuesta personal, que aliña de osadía la conocida opción fáustica. El dilema sabiduría y vida, representado en los árboles respectivos, también aparece en el Génesis, aunque aquí los protagonistas invierten el sentido de la elección.

Parkinson's disease is a pain
as my flexibility is on the wane
because of a dopamine drain
in the chemistry of my brain.

It limits the things I can do
including the ability to screw
which used to be so much fun to do.

It freezes my facial expression
and causes emotional depression
It has affected my bladder control
as I my urine I try to hold.(...)

(" La enfermedad de Parkinson es un dolor / mientras mi flexibilidad mengua / porque hay un desagüe de dopamina / en la química de mi cerebro./Limita las cosas que puedo hacer / incluyendo la posibilidad de dar vueltas / que me resultaba antes tan divertida./Congela mi expresión facial / y me provoca depresión / ha afectado el control de mi vejiga / cuando intento retener la orina./...

O este otro, brevemente trágico (de W.T., también obtenido en Internet)

SOMETIMES

Sometimes
Rhythm and Grace
Fail Me
Leaving Me
Stiff and Clumsy

> *Unable to Express*
> *The Melody*
> *To Which My Soul*
> *Still Dances*

(Algunas veces / ritmo y garbo / me abandonan/
dejándome / rígido y torpe / incapaz de expresar/
la melodía/ con la que mi alma / aún baila.)

3. UN PROBLEMA CONCRETO Y ESCABROSO

En Internet encontré este curioso -y algo escabroso- problema que se le presentó a un parkinsoniano; él mismo, lo cuenta con humor. (D.B. 16/01/96).

The following is a story from my past in which I was able to find humor in my otherwise frustrating struggle with PD:
(...) The movie was fast-paced and between my adrenaline rush and the lack of dopamine in my system, I was tremoring quite a bit as the movie concluded. On the way out, I stopped off at the Men's

Room..............

While standing at the urinal, I discovered that I was unable to grab my zipper and the concentrated effort was causing my hand to actively shake and jerk. With people waiting behind me and this hand action going on, I suddenly wondered how this might look to others, a grown man standing at a public urinal with his right hand at crotch level in a jerking motion.

(Lo que sigue es una historia de ese tiempo en que aún era capaz de encontrar humor en mi, por otro lado frustrante, lucha con la enfermedad de

Parkinson:

(...) La película era de acción y entre que mi adrenalina se aceleraba y que faltaba dopamina en mi sistema, yo estaba temblando un poco cuando el cine terminó. A la salida, fui a los servicios...

Mientras estaba de pie ante el urinario, me dí cuenta de que no podía bajar la cremallera (del pantalón), y el esfuerzo por concentrarme en ello provocaba que mi mano se moviese y sacudiese. Había gente esperando detrás de mí, y mi mano seguía con el mismo movimiento;

de repente me pregunté qué podía parecerle a los otros, ver a un hombre ya crecido, de pie en un urinario público, con su mano derecha a la altura de la entrepierna haciendo un movimiento de sacudidas.)

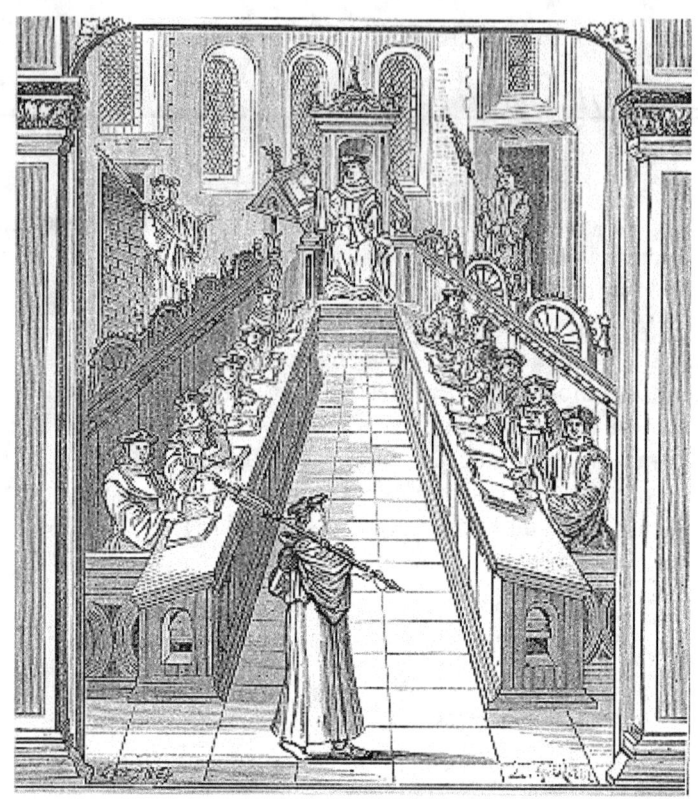

FIGURA 19. Asamblea de médicos en la Sorbona (s. XV).

En el CAPÍTULO XIX (AHablan los médicos≅), algunos de los mejores parkinsonólogos del país comentan la enfermedad.

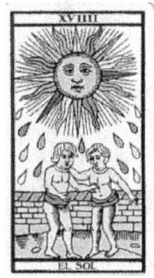

XIX. Hablan los médicos

No sólo son médicos y neurólogos sino parkinsonólogos. Los que hablarán son, a nivel nacional e internacional, verdaderos expertos en la enfermedad de Parkinson, aunque no están todos los que son[II].

Entre los que he conseguido colaboración, cada uno responde a una pregunta desde su perspectiva personal, con la autoridad que da un elevado conocimiento técnico pero, además, con la propia experiencia. Todos ellos han destacado en investigación pero, además, son esencialmente clínicos, que llevan años tratando a pacientes parkinsonianos. Por eso hemos de prestar atención a sus destiladas palabras.

* ¿CUÁNTOS PARKINSONIANOS HAY EN ESPAÑA?

Jesús Acosta Varo [III]:

No resulta tan fácil conocer el número de pacientes con Enfermedad de Parkinson. Los habitantes de un lugar son muchos, y los enfermos no llevan una identificación en la frente.

[I] Muchos otros neurólogos son expertos en la enfermedad de Parkinson. Colaboran aquí los que me son más próximos por diversos azares. Hay ausencias importantes, incluso entre los más allegados, por cuestiones de espacio y por la necesidad de cerrar la edición.

[II] Jesús Acosta Varo es Jefe del Servicio de Neurología del Hospital "Puerta del Mar" de Cádiz. Realizó el primer estudio epidemiológico en España sobre enfermedad de Parkinson, y que tuvo amplia difusión internacional [2].

Lo primero, evidenciarlo.   Antes debemos delimitar los criterios diagnósticos. A qué le estamos llamando enfermedad de Parkinson.

Qué han entendido por Parkinson los diferentes autores que, de un modo u otro, quisieron aproximarse a la cifra de pacientes de esta entidad. Nosotros, en su momento, exigimos la existencia de temblor, rigidez y acinesia, amen de haber descartado razonablemente cuadros parecidos y estar diagnósticado por un neurólogo cualificado.   Conviene separar cuidadosamente pacientes similares de la genuina enfermedad de Parkinson.

Varios motivos hacen que las cifras sean discordantes al obtener la Prevalencia.   En primer lugar, variaciones no despreciables de criterios diagnósticos.   Y no menos considerables, las diferencias de cualificación de los que han hecho el trabajo de campo.   Las diversas maneras de plantear los estudios epidemiológicos son a veces aparatosas.   Mientras unos pretenden obtener una cifra aproximada ya sea de la Prevalencia, o de la mortalidad por la enfermedad, contando los certificados médicos de defunción en los que consta el diagnóstico de Parkinson, otros intentaron medirla por el consumo de fármacos antiparkinsonianos (¡cuántos temblores esenciales cabalgando sobre Dopa!).

Por ultimo, autores chinos, europeos, y algunos de nosotros contamos uno a uno los pacientes. Aparece el "door to door" ("puerta a puerta").   No es más que examinar uno a uno los habitantes de determinada población.

Nosotros lo hicimos en el precioso pueblo de Vejer de la Frontera [1]. *Desde entonces se convirtió en el primer pueblo español de tamaño considerable (alrededor de nueve mil almas) donde todos sus habitantes fueron examinados por un equipo de médicos a fin de contar, entre otras patologías (temblor esencial, epilepsia, etc.) los pacientes con enfermedad de Parkinson. Obtuvimos una Prevalencia de 2,7 por mil habitantes .*

No difiere gran cosa de otros trabajos con métodos similares. Es decir, la

---

[1] Allí embarcaba hacia Roma el famoso y único " GARUM" de los atunes de la zona.

interesantísima ciudad de Cádiz[1], vendría a tener unos 400 pacientes. Y, en toda España, esto es lo que me preguntaban, unos 110.000 parkinsonianos.

* ¿CÓMO SE EXPLORA A UN PARKINSONIANO?

Agustín Codina Puiggrós [III]:

La inspección del enfermo en reposo, cuando habla o cuando anda, es capital para detectar los signos de la enfermedad de Parkinson.

Sentado en el despacho de la consulta, enfrente del médico, se aprecia que el enfermo denota una cara con muy poca expresión, inmóvil -facies amímica-, así mismo la frecuencia del parpadeo está claramente disminuida
.
Por otra parte, también se advierte la falta de la gesticulación normal de los miembros superiores, especialmente de las manos, en ambos lados -Parkinson bilateral- al hablar-, es decir hay una pobreza de los gestos; pero este signo es mucho más notorio en las formas iniciales en que hay afectación unilateral. En el lado enfermo, la gesticulación del miembro superior no se realiza y eso contrasta con la que se lleva a cabo en el lado sano.

La marcha del parkinsoniano es dificultosa, arrastra los pies y se realiza a pequeños pasos. En fases iniciales -cuando hay afectación unilateral- se aprecia que arrastra una pierna.

Es muy típica la pérdida del braceo normal al andar. Asimismo, en fases precoces y, a veces no tanto, este fenómeno se hace aun más evidente porque

---

[1] Agustín Codina Puiggrós es Jefe del Servicio de Neurología del Hospital Vall d'Hebron de Barcelona y Profesor Titular de Neurología. Su formación en la clásica escuela francesa determinó su inclinación a la semiología clínica en la que es un reconocido experto. Es editor de un Tratado de Neurología [57], fundamental para la enseñanza pre y posgraduada.

en el lado afecto el enfermo no bracea a diferencia del sano que lo hace de forma natural.

La actitud flexa del tronco -ligera flexión cervical- y de las rodillas sólo se observa en fases avanzadas y no en las iniciales. Igualmente ocurre con la dificultad en iniciar la marcha, "freezing" o congelación de la marcha. La dificultad para dar la vuelta al andar puede apreciarse en periodos menos avanzados.

Un signo muy precoz en la exploración es la dificultad para realizar movimientos rápidos de flexión y extensión de los dedos, como si el enfermo tocara el piano, en el lado afecto -formas iniciales- o en ambos lados.

Como anécdota que pone de manifiesto la relevancia de la inspección en el diagnóstico del Parkinson quisiera mencionar el que un enfermo parkinsoniano fue diagnosticado correctamente por un fotógrafo colaborador nuestro que había fotografiado varios enfermos.

* ¿CÓMO ES LA LESIÓN DE LA ENF. DE PARKINSON?

Francisco Javier Grandas [1]

En la enfermedad de Parkinson tiene lugar una degeneración y pérdida de neuronas de un núcleo del tronco cerebral denominado sustancia negra y, como consecuencia, una disminución de dopamina en determinadas regiones cerebrales.

La dopamina es el neurotransmisor que estas neuronas producen.

---

[1] Francisco Javier Grandas Pérez, neurólogo del Hospital "Gregorio Marañón" (Madrid) es un destacado experto en trastornos del movimiento. Este año edita, junto a Eduardo Tolosa y José Obeso, un "Tratado de la enfermedad de Parkinson".

- **¿SE HEREDA LA ENFERMEDAD DE PARKINSON?**

Justo García de Yébenes [11]:

Las respuestas categóricas a preguntas concretas son más propias de la religión o de la política que de la ciencia. La ciencia distingue de matices y circunstancias, no responde en términos absolutos y se basa en comparaciones hasta el punto de que, según algunos, un científico es una persona que a la pregunta de ¿Cómo está tu esposa? responde con la interrogación: ¿Comparada con quién? Según esto, la enfermedad de Parkinson es hereditaria o no en función de cómo definamos ambos términos: enfermedad de Parkinson y herencia.

En primer lugar, la enfermedad de Parkinson probablemente no es una enfermedad única. Nuestro concepto de enfermedad ha cambiado. Hace un siglo una enfermedad era una entidad clínico-patológica, es decir, un conjunto de signos y síntomas acompañados de un patrón anatómico macro y microscópico. Según esto, la enfermedad de Parkinson es un conjunto de signos y síntomas - akinesia, rigidez, temblor en reposo, alteración de reflejos posturales, mayor o menor grado de depresión y demencia- atribuibles a una pérdida de neuronas en la sustancia negra y otros núcleos cerebrales con presencia de unas inclusiones intracitoplásmicas en las neuronas supervivientes, los cuerpos de Lewy.

La idea de que las enfermedades eran atribuibles a causas únicas ha persistido durante mucho tiempo pero los hallazgos recientes de la biología molecular nos han obligado a cambiar de punto de vista. Nos está pasando a los neurólogos como a los físicos, cuando descubrieron que el átomo - lo indivisible, considerado así durante más de dos milenios- estaba formado por multitud de partículas elementales.

Nosotros estamos descubriendo que lo que antes considerábamos como

---

[1] Justo García de Yébenes, Jefe del Servicio de Neurología de la Clínica de la Concepción de Madrid, es el neurólogo español con mayor experiencia en neurociencias básicas y un experto internacionalmente reconocido en genética de los trastornos del movimiento.

entidades homogéneas - Parkinson, Alzheimer, esclerosis lateral amiotrófica, etc.- son conjuntos de enfermedades atribuibles a etiologías múltiples y producidos por diversos procesos flsiopatológicos.

Ciñéndonos en concreto a la enfermedad de Parkinson, existe desde hace años la sospecha de que pueda ser hereditaria o al menos tener un componente hereditario. Hace 50 años, un neurólogo sueco de nombre impronunciable, Mjönes, tras examinar las familias de centenares de sus pacientes llegó a la conclusión de que la enfermedad de Parkinson era hereditaria, según un patrón mendeliano, autosómico dominante con penetrancia incompleta.

El estudio de Mjönes fue muy criticado porque incluyó como casos secundarios a personas con temblor como único síntoma. Hace años se pensaba que el temblor aislado no era indicativo de enfermedad de Parkinson; hoy día se sabe que puede serlo. Veinticinco años más tarde, Roger Duvoisin, un neurólogo americano, repitió el estudio de Mjönes en los pacientes de la Universidad de Columbia. Los resultados fueron, sin embargo, los contrarios. No encontró más casos secundarios de enfermedad de Parkinson en las familias de los pacientes que en las de sus cónyuges.

En los años 80 se intentó estudiar el factor hereditario mediante la frecuencia de asociación de enfermedad de Parkinson en gemelos uni o bivitelinos. Los tres estudios realizados, en Finlandia, Inglaterra y Estados Unidos fueron poco informativos debido a deficiencias metodológicas, escaso número de gemelos y problemas de detección de la enfermedad. Cuando los datos fueron revisados y se utilizó la tomografía con emisión de positrones como método de detección de individuos presintomáticos estos estudios revelaron un fuerte componente hereditario.

En los últimos años disponemos de 2 nuevas técnicas de estudio del papel de la herencia en la enfermedad de Parkinson. El primero de ellos, el estudio de polimorfismos de genes o fenotipos de enzimas en estudios de poblaciones, ha revelado que los parkinsonianos, como grupo, tienen ciertas características, de transmisión hereditaria, con mayor frecuencia que los no parkinsonianos. Por ejemplo, los parkinsonianos tienen con mayor frecuencia un metabolismo lento de detoxificación de productos exógenos del medio ambiente. La segunda herramienta es la búsqueda de mutaciones asociadas a enfermedad de Parkinson en familias en los que la enfermedad se hereda con carácter mendeliano. Hasta ahora han aparecido dos mutaciones: una en el cromosoma 4, en un gen por ahora desconocido, en la enfermedad de Parkinson autonómica dominante; y otra en el cromosoma 6, en el gen de la superóxido-dismutasa II o ligada a manganeso, en la enfermedad de Parkinson autosómica recesiva. Probablemente, en el futuro aparecerán nuevas mutaciones.

Volviendo a la pregunta inicial y como resumen: ¿Es la enfermedad de Parkinson hereditaria? Probablemente la enfermedad de Parkinson incluye múltiples entidades de diversas causas, algunas de ellas de carácter puramente hereditario, como los que acabamos de describir, otras en las que existen una predisposición genética que sólo se traduce en clínica cuando coexisten con fenómenos ambientales predisponentes y, por último, existe un tercer grupo de individuos en los que la enfermedad se deba exclusivamente a causas ambientales.

Algunos pacientes con enfermedad de Parkinson podrían replicarme: Dr. Yébenes, déjese de pamplinas y dígame en concreto qué riesgo tienen mis hijos de heredar mi enfermedad. A esta persona, con esa pregunta tan directa podríamos decirle: Si usted tiene una mutación en el gen de la superóxido-dismutasa II, posibilidad que podemos investigar, sus familiares tienen un alto riesgo de tener la enfermedad sí comparten la misma mutación. Si en su familia hay varios casos clínicos de enfermedad de Parkinson también podemos determinar quiénes de las personas asintomáticas tienen más riesgos.

En casos aislados de enfermedad de Parkinson, el riesgo de que otros miembros de la familia padezca la enfermedad no es predictible, aunque aumenta en las familias en los que la enfermedad empieza pronto, cuando las manifestaciones clínicas se caracterizan sobre todo por la acinesia, más que por el temblor, y cuando existen casos asociados de temblor en la familia.

* ¿SE ADQUIERE LA ENFERMEDAD DE PARKINSON?

Santiago Giménez Roldán [1].

Me lo temía: el autor también me lo iba a preguntar. Es la pregunta que me horroriza cuando diagnostico un nuevo caso: Y esto, ¿de qué me ha podido venir?

¿Qué confianza podrá depositar en mí este paciente si le confieso que no tengo la más mínima idea? Como el autor advierte que este libro no iba enteramente "en serio", me voy a permitir decir algo tampoco en serio, pero que nos ronda a muchos por la cabeza.

Generaciones vendrán que se echarán a reír con mucha mala uva cuando lean que hoy hablamos de "la" enfermedad de Parkinson. Como si hubiera una sola. "Seguro" (lo digo con la boca chica) que se identificarán "muchas" enfermedades de Parkinson, por lo menos en su causa, y tendremos -creo yo- análisis a mano que indicarán al culpable en cada cuál y le pondremos un remedio eliminando el desaguisado que haya producdor en el cerebro según sea esa causa. Lo he soñado, claro.

Así las cosas me parece que, al menos algunos enfermos, vienen a este mundo con la marca genética que les dejaron sus padres. Es como si te hubieran legado un décimo de lotería, que te puede tocar, sí, ...pero necesitas algo más. Aquí, "la bolita del bombo" que decide es que algo que anda por ahí, misterioso y oculto, y que colabora con tus genes en el peor sentido de la palabra.

Dirán los lectores: Pero señor, sea serio: ¿qué es ese algo "misterioso y oculto" que dice usted? Pues no lo sé. Hay muchos por ahí (nosotros también lo hemos observado en Madrid) que dicen que haber bebido agua

[1] Santiago Giménez Roldán es Jefe del Servicio de Neurología del Hospital General "Gregorio Marañón" de Madrid. Su sagacidad clínica, su originalidad y su alta erudición le hacen temible rival en cualquier discusión neurológica.

de un pozo años antes -por eso de los pesticidas- te señala como candidato al Parkinson. No me lo creo. Si me hicieran tan peregrina pregunta -hoy, que aún no tengo Parkinson- diría rotundamente que nunca se me había ocurrido beber de tan exóticas fuentes.

Si, para mi desgracia, tuviera ya cierto tembleque, seguro que estrujaría mejor mi memoria y recordaría cuando, de niño, en el pozo de mi abuelita, daba mis buenos tragos de aquel agua tan fresca. Y no es que no me crea la historia del agua del pozo por esa selectividad de nuestra memoria para recordar lo que nos interesa.

Después de todo, la enfermedad de Parkinson es más antigua que la lana, y hasta en el libro sagrado del Ayurbeda -cuando las plantas crecían sin necesidad de herbicidas- ya se cuenta de personas con tembleques. Desde luego, nuestra sociedad es generosa en producir venenos.

Los chinos están alarmados porque desde que se han industrializado les crecen parkinsonianos por todas partes. Y hasta la gasolina -eso sí, a tragos- produce algo parecido al Parkinson. Vaya usted a saber.

* ¿QUÉ RELACIÓN HAY ENTRE EDAD Y PARKINSON?

Juan Andrés Burguera Hernández [11]:

Los síntomas de la enfermedad de Parkinson debutan, habitualmente, a partir de la quinta década de la vida. El número de personas afectas de Parkinson se incrementa con la edad de éstas, se calcula que 1 ó 2 de cada 100 personas mayores de 65 años de edad padecen la enfermedad. Pero no hay que olvidar que en el 10 por ciento de los pacientes la enfermedad se manifiesta antes de los 40 años de edad.

---

[1] Juan Andrés Burguera coordina la Unidad de Movimientos Anormales del Hospital La Fe, en Valencia. Se dedica además problemas relacionados con el envejecimiento.

La edad influye en la expresión clínica de los síntomas, la progresión de la enfermedad, la respuesta al tratamiento y la aparición de complicaciones (motoras o psíquicas). Por lo tanto ésta se debe tomar en consideración, junto con la coexistencia de otras enfermedades frecuentes con la edad y el envejecimiento mismo, a la hora de plantear las estrategias terapéuticas tanto por grupos de edad como individualmente.

* ¿HAY MARCADORES DE ENF. DE PARKINSON?
Eduardo Varela de Seijas [11]:

En la actualidad, en la práctica médica, los únicos marcadores diagnósticos son los clínicos; interpretando como tales la valoración de la historia clínica y el análisis de los signos y síntomas. La realización de análisis, pruebas de neuroimagen, neurofisiológicas y genéticas, deben hacerse para descartar otras etiologías que se presentan como un cuadro hipocinético-rígido. En otras palabras, para hacer un diagnóstico de exclusión pero no de confirmación de la enfermedad.

En investigación, existen dos vías que pueden aportar datos diagnósticos específicos y posiblemente incorporarse al diagnóstico clínico de rutina en un futuro. La primera consiste en el estudio bioquímico en L.C.R. (líquido céfalo-raquídeo) de los metabolitos de la Dopamina.

La segunda es el estudio de receptores dopaminérgicos y de la afinidad entre receptor y ligando en el estriado por medio de la tecnología P.E.T. (tomografía por emisión de positrones), lo que nos permitiría hacer diagnósticos precoces en enfermos con clínica todavía dudosa.

---

[1] Eduardo Varela de Seijas, formado en Francia y Alemania, fue uno de los pioneros de la reconocida Escuela de Madrid, cuyo prestigio ha prolongado en su Servicio de Neurología del Hospital Clínico San Carlos de Madrid, y como Profesor Titular de Neurología.

* ¿CÓMO PASA LAS NOCHES EL PARKINSONIANO?

Blas Morales Gordo [11]:

En horas nocturnas, lo habitual es que se hagan menos movimientos y, además, el temblor desaparece durante el sueño por lo que, en teoría, la noche sería beneficiosa para los que padecen enfermedad de Parkinson. Nada más lejos de la realidad.

Con las últimas luces del atardecer el parkinsoniano empieza a sentir miedo, un miedo antiguo, que conoce bien, porque siempre ha experimentado temores ante lo que le va a ocurrir, lo que le van a decir, lo que van a echarle en cara. Y al llegar la noche no va a mejorar su enfermedad, sino todo lo contrario. La noche hace más dudosos los espacios, más borrosas las figuras, más indefinida la realidad. Y teme volver a tener alucinaciones, como las que hacían reír a sus hijos unos días antes. Y cuando en su cena observa la carne o el pescado que le negaron en el almuerzo (esas dichosas dietas de redistribución proteica), piensa que las oscilaciones vendrán ahora, que entre sábanas le costará moverse, que la discinesia o la congelación ahorradas durante al día cobrarán ahora su tributo, y aparecerán cuando quiera tomar agua, o cuando quiera levantarse para ir al servicio, esa maldita necesidad de orinar tantas veces por la noche.

Él no puede dormir por esto, hace tiempo que no consigue dormir de un tirón, pero lo malo es que despertará a su cónyuge y, aunque no le eche nada en cara, él sabe que le molesta, como sabe que se calla cuando no han podido hacer el amor, cuando intentó acariciar y le temblaban las manos y se vio torpe, ridículamente torpe.

[I] Blas Morales Gordo recibió sólida formación en patología extrapiramidal con los Profesores Varela y García de Yébenes. Desde hace cinco años es Coordinador de la Unidad de Movimientos Anormales del Hospital Clínico de Granada; en ese tiempo hemos discutido o comentado numerosos aspectos de la enfermedad de Parkinson, unas veces con "base científica" y otras como "hipótesis gratuitas". Parte de esos comentarios ilustran este libro.

Para colmo, las piernas empezarán a moverse al contacto con la ropa, y tendrá esa sensación desagradable en los pies, "síndrome de piernas inquietas" que dice su neurólogo, pero no le pone remedio. Y luego los calambres, que duelen mucho. Pero lo peor son los sueños, esas pesadillas tan raras y tan reales; a veces cree que entra gente a la habitación, personas que parece que se acuestan allí, con ellos, como si estuvieran en una orgía, con animales de por medio, qué barbaridad, cómo le va a contar eso al médico, se creerían que está loco.

* ¿QUÉ APORTA LA UNIDAD DE TRASTORNOS DEL MOVIMIENTO?

José Rafael Chacón Peña [1]:

Numerosos hospitales, sobre todo los de mayor rango y volumen asistencial tienen dentro de sus Servicios de Neurología, "Unidades de Trastornos del Movimiento" (UTM). Éstas se dedican parcial o totalmente a la asistencia e investigación clínica básica en relación a los "trastornos del movimiento".

Sus resultados son presentados en Congresos, Reuniones y Mesas Redondas nacionales o extranjeros, y algunas de sus investigaciones repercuten directa o indirectamente en beneficio para los enfermos afectos de estas entidades .

Dos problemas principales presentan estas UTM en su funcionalidad. Uno deriva de la habitual precariedad de su dotación; la mayor parte de ellas funcionan con solo 1 miembro (1 Jefe de Sección, o 1 Médico Adjunto), solo o auxiliado por uno o varios Residentes (de Neurología o de otras especialidades), que rotan por la Unidad en tiempos cortos entre 3-6 meses.

Otro problema es la habitual falta de información que los pacientes poseen

---

[1] José Rafael Chacón coordina la Unidad de Trastornos del Movimiento de Hospital Clínico "Virgen de la Macarena" de Sevilla, la más prestigiosa de Andalucía. En esa comunidad, él fue el primero en apostar por esta subespecialidad. Aparte de su dilatada labor investigadora, ha ocupado numerosos cargos administrativos en la Sociedad Española de Neurología.

sobre la existencia de estas UTM por lo que o bien no hacen uso de ellas, o les es muy difícil acceder a las mismas. Nuestros Hospitales no suelen tener dentro del listado de sus ofertas asistenciales estas u otras "unidades" (Epilepsia, Cefaleas, etc) que teniendo una existencia real no se les da publicidad para conocimiento general de los Médicos de Zona o de Centro de Salud adscritos al Área de Salud del Hospital.

Estos dos problemas suponen un obstáculo para los enfermos a la hora de conseguir asistencia o estudio especializado en unas de estas UTM. Sin embargo el voluntarismo de los componentes de ellas hace que su rendimiento habitual sea infinitamente superior a sus posibilidades reales de dotación en medios humanos y materiales.

Por los motivos reseñados en el párrafo anterior el enfermo afecto de un "trastorno del movimiento", puede tener conocimiento de una UTM que funcione en un Hospital de su ciudad, bien por información directa de otro paciente con parecida enfermedad a la suya, recabando información de su Médico de Cabecera o de Centro de Salud, o en caso de no tener información por ninguno de los cauces anteriores acudiendo a su Hospital de referencia y solicitando información directamente en el Servicio de Neurología. En las UTM el mayor número de enfermos asistidos son Enfermos de Parkinson (EP), y quizás sean también los que requieren revisiones con mayor frecuencia para ajustes de sus medicaciones y control de su enfermedad.

El enfermo de Parkinson (EP) que acude a una Unidad de Trastornos del Movimiento (UTM), encontrará en ella respuesta a muchas de las preguntas que se formula en relación con su enfermedad.

En la UTM, el parkinsoniano obtendrá una clara y precisa explicación de la naturaleza de su enfermedad, en qué consisten sus sintomas y signos, y las causas hasta ahora conocidas de la entidad. Conocerá cuáles son las actuales perspectivas terapéuticas médicas y quirúrgicas de su mal, todo con un lenguaje fácilmente comprensible para él. También cuáles son las expectativas de tratamiento en un futuro y lo que debe esperar de la evolución de su proceso (independencia o limitaciones que el mismo le acarreará en el futuro). En la UTM será estudiado de forma exhaustiva pues existen (y así se le explicará), otra enfermedades con síntomas y signos parecidos a la propia EP: los "Parkinsonismos", que pueden confundirse con la misma y cuya diferenciación se hará en la UTM en base a criterios clínicos y pruebas complementarias, explicando al enfermo si está afecto de una real EP, pues ambas entidades tienen evoluciones y tratamientos diferentes.

El EP será atendido en consulta externa o se le propondrá su hospitalización si el responsable de la UTM considera que su enfermedad está descompensada y se beneficiaría de un ingreso hospitalario para ajuste de medicación, o bien si sus sintomas no son claros y es preciso un estudio mas extenso para un correcto diagnóstico, y esto sólo se puede hacer con el paciente hospitalizado.

El EP no debe sorprenderse si le proponen algún "protocolo especial'. En las UTM se aplican nuevos fármacos para la EP que están en fase de experimentación, y la colaboración del paciente es imprescindible para conseguir saber si estos nuevos medicamentos son útiles o no para su enfermedad con importantes consecuencias positivas.

También se le puede proponer ser filmado en video, cuando se crea que su enfermedad y sus síntomas o signos son atípicos o raros y con ello contribuirá al desarrollo de la Medicina, pues su "caso", puede ser motivo de estudio en Congresos nacionales o extranjeros, y en esos foros de discusión se pueden encender nuevas luces para su enfermedad.

Finalmente también se le puede sugerir en ocasiones estudios especiales (analíticas de sangre u orina, pruebas de neurofisiología especiales, o de neuroimagen), y con poca o ninguna molestia para el enfermo su colaboración y la de otras pacientes como él, puede contribuir al éxito de la investigación en curso.

En definitiva lo que el EP puede recibir en una UTM es no sólo asistencia clínica y científica, sino ademas él puede a su vez con su colaboración desinteresada contribuir a profundizar en el conocimiento de su mal, y hacer que un día no lejano tenga cura o prevención definitiva.

* ¿QUÉ APORTA LA MEDICINA PRIVADA?

Hugo René Beltrán Beltrán [11]:

Aporta tranquilidad, sobre todo cuando empiezan las fluctuaciones simples. Hasta entonces el enfermo parkinsoniano ve su sintomatología más o menos estable; su neurólogo en la Seguridad Social mantiene su tratamiento prácticamente sin cambios y le cita para nuevas revisiones en periodos de tres a seis meses.

En cuanto el paciente empieza a notar que tiene problemas especialmente en la marcha (pequeños episodios de imantación, descomposición de giros, aumento del temblor o de la acinesia, etc.) Debería tener más "a mano" al neurólogo para hacerle muchas preguntas o exigir algún cambio de tratamiento.

El enfermo parkinsoniano, generalmente, suele ser fiel a su neurólogo hasta esos momentos; entonces decide consultar privadamente ya que los cambios en su sintomatología le parecen preocupantes, la consulta privada le ofrece la posibilidad de consultas reales o telefónicas cuando lo desea, lo que en su Hospital no siempre es posible.

Así pues, considero de la mayor importancia el que el neurólogo mantenga informado al paciente en todo momento sobre la evolución de su enfermedad y le tranquilice sobre los cambios que pueda notar, bien de manera brusca o paulatina y ofrecerle apoyo, bien farmacológico, rehabilitador o psicológico, de esa manera el paciente se siente realmente "controlado" por su médico y ésta es, según creo, la verdadera aportación de la medicina privada para el paciente parkinsoniano.

---

[1] Hugo René Beltrán coordina la Unidad de Movimientos anormales del Hospital "Carlos Haya" de Málaga. Es un buen clínico y su dilatada experiencia tanto en la sanidad pública como en la privada le hacen idóneo para responder a la pregunta que se le hace.

* ¿QUÉ APORTA LA INVESTIGACIÓN Y, EN CONCRETO, LOS ENSAYOS CLÍNICOS?

Luis Javier López del Val [11]:

La investigación se centra fundamentalmente en tres apartados: investigación en animales, modelos experimentales en laboratorio y diseño de nuevos fármacos (donde se incluirían los ensayos clínicos).

Por lo tanto, los ensayos clínicos son sólo una pequeña parte de la investigación en general, y no cabe duda de que son clave del progreso y deben ser uno de los caminos para vencer esta enfermedad, pero siempre van a ir unidos a las otras formas de investigación.

El principal inconveniente para realizarlos es el económico, ya que se calcula que el costo global desde que se inicia el estudio de una posible molécula hasta que esta llega al paciente es de 75.600 millones de pesetas (seiscientos millones de dolares); esto sin contemplar todas aquéllas que en el camino se demuestra que son ineficaces y se abandonan.

Y el tiempo desde que se comienza la investigación hasta la venta en farmacias se sitúa en torno a diez o doce años.

A pesar de los inconvenientes, creo que la investigación sigue una línea de progresión ascendente en España y en el mundo, y de igual forma sucede con los ensayos clínicos, a los que de manera tan importante contribuye nuestro país.

---

[1] Luis Javier López del Val es Director de la Unidad de Movimientos Anormales, en el Servicio de Neurología del Hospital Clínico Universitario de Zaragoza. Es referente obligado en esa región y uno de los neurólogos que más ha intervenido en ensayos clínicos.

* ¿QUÉ HACE LA SOCIEDAD ESPAÑOLA DE NEUROLOGÍA POR LOS PARKINSONIANOS?

Jaume Kulisevsky [11]:

En la Sociedad Española de Neurología (SEN) existe una honda preocupación por la atención que la sanidad en su conjunto brinda al enfermo parkinsoniano, así como una gran inquietud por la investigación en temas relacionados con la enfermedad de Parkinson (EP). Una muestra de este interés se encuentra en la existencia en el seno de la SEN del Grupo de Estudios de los Trastornos de Movimiento, uno de los grupos más consolidados y dinámicos de la SEN, entre cuyos objetivos se cuentan el fomentar la actualización de las estrategias de tratamiento y la integración de conocimientos entre los neurólogos clínicos y los investigadores de laboratorio mediante la organización de reuniones periódicas y foros de discusión que cuentan con la aportación de los más destacados especialistas de nuestro país y del extranjero.

Dos de las iniciativas más recientes de este grupo de la SEN han sido, por un lado, la confección de un programa de base de datos por ordenador capaz de ayudar a los neurólogos clínicos a tener un registro completo de sus pacientes lo que facilitará la elaboración de conclusiones y los trabajos de investigación y, por otro, mediante una encuesta masiva, la elaboración de un "Libro Blanco" sobre la situación actual de la atención a los pacientes con trastornos del movimiento en general y al enfermo parkinsoniano en particular, en el contexto de las áreas de atención primaria, los especialistas de zona y los centros hospitalarios, cuyas conclusiones permitirán detectar y tener un conocimiento más cabal de problemas que afectan directamente a los pacientes, como el retraso del diagnóstico, la falta de información de los médicos de cabecera o la dificultad de acceso a los especialistas.

---

[11] Jaume Kulisevsky, es Jefe de Sección y de la Unidad de Trastornos del movimiento, en el Servicio de Neurología del Hospital de Sant Pau (Barcelona). Ha irrumpido con fuerza en el Grupo de Trastornos del Movimiento de la Sociedad Española de Neurología.

Otra muestra de la importancia que concede la SEN a la EP se encuentra en la institución en los últimos años de la "Década del Cerebro" al mejor trabajo publicado durante el año sobre la EP. Finalmente, con el fin de asesorar en diversas cuestiones médicas relacionadas con la enfermedad, miembros destacados de la SEN participan desinteresadamente en los comités médicos asesores de las asociaciones de pacientes con enfermedad de Parkinson, respetando estrictamente los criterios de independencia que deben mantener.

* ¿QUÉ INFORMACIÓN DEBE DAR EL MÉDICO AL PARKINSONIANO?

Gurutz Linazasoro Cristóbal [11]:

Informar a los pacientes sobre todos los aspectos de la enfermedad de Parkinson es una de las principales funciones del neurólogo. Este proceso requiere tiempo y a veces no es suficiente con una única consulta, pero se puede ir profundizando en el conocimiento sobre la enfermedad en sucesivas ocasiones.

Además, se requiere realismo y delicadeza: No en vano, muchos pacientes recuerdan con asombrosa precisión las palabras y el modo en que se les informó por primera vez sobre la enfermedad. Una adecuada información es el primer paso del tratamiento ya que un paciente bien informado colabora con el neurólogo desde el principio, comprendiendo lo que se puede esperar de los medicamentos que se le indiquen.

En resumen, la enfermedad de Parkinson es uno de los mejores ejemplos en el que el deber de informar del neurólogo y el derecho a conocer de los pacientes puede dar lugar a importantes beneficios.

---

[1] Gurutz Linazasoro coordina la Unidad de Trastornos del movimiento en la Clínica Quirón de San Sebastián, pionera en el tratamiento quirúrgico de la enfermedad de Parkinson.

* ¿CÓMO DEBE ALIMENTARSE EL PARKINSONIANO?

Miguel Aguilar Barberá [11]:

Comer es una necesidad y un placer. El hombre es un ser de costumbres que suele serle fiel a sus comidas. Pretender modificar tales hábitos, de profundas raíces culturales, supone siempre un trabajo esforzado de convicción. Deben comentarse con claridad las ganancias si se quiere facilitar u obtener la buena cumplimentación.

El paciente parkinsoniano es lento en su digestión, a veces come poco y pierde peso, casi siempre se preocupa y obsesiona por su perezosa evacuación. Cuando se le diagnostica y se trata con fármacos su aparato digestivo puede y suele plantearle indecisión ya sea porque su estreñimiento se agrave o bien aparezcan molestias.

Las náuseas y los vómitos son fáciles de controlar si asociamos a la levodopa la domperidona, si fraccionamos la dosis o la mezclamos con la comida. El estreñimiento puede ser indomable, exige un largo trabajo de acomodación donde la abundancia de agua, las exquisiteces de las fibras (avena, zanahorias, brécol, coliflor) juegan un papel fundamental.

Es importante insistir en que los alimentos ingeridos (la dieta) influyen en el beneficio obtenido con el tratamiento farmacológico. En los estadios iniciales de la enfermedad el tipo de comida y su distribución no tienen tanta repercusión. Si el diagnóstico no es erróneo, con poca cantidad de levodopa se alcanza el beneficio deseado. Sin embargo, al progresar la enfermedad y al aparecer las complicaciones (fluctuaciones) la modificación de la dieta adquiere cierto protagonismo ya que es un instrumento relativamente sencillo de manejar que permite recuperar la deseada mejoría.

---

[1] Miguel Aguilar Barberá es Jefe del Servicio de Neurología del Hospital Mutua de Terrassa y Coordinador del Grupo de Estudio de Trastornos del Movimiento de la Sociedad Española de Neurología. Tiene amplia experiencia en nutrición y enfermedad de Parkinson, y fue pionero en la aplicación de la dieta de redistribución proteica.

Se puede modular el vaciado gástrico variando las características de la dieta. Si aumentamos la acidez lo favorecemos; si, por el contrario, alcalinizamos su contenido, retrasamos el proceso.

Las grasas y las proteínas retrasan la digestión; éstas últimas (en forma de carne, pescado, huevos, queso, leche...) Son la fuente de los aminoácidos esenciales. Los aminoácidos neutros de cadena larga se absorben en la porción final del intestino delgado utilizando y compitiendo con ventaja con el mismo mecanismo de transporte que la levodopa.

En las hojas de seguimiento del paciente ya fluctuante, se observa tras la comida, sobre todo del mediodía, un empeoramiento o falta de respuesta a la levodopa. Los responsables del evento son los aminoácidos, lícitos competidores de la levodopa.

La modificación de la dieta, personalizada, equilibrada, con "redistribución proteica" (en la que se distribuyen las proteínas de una forma racional), reservándolas para la noche) permite mejorar. Esta dieta debe ser entendida como una ayuda para aprovechar al máximo el tratamiento farmacológico sustitutivo. No debe ser una condena perpetua, con dietas obligadamente monótonas y aburridas, sino que por el contrario deben ser comidas variadas y apetitosas, exigiendo a la cocina horas de investigación y lectura.

Una dieta de este tipo debe ser bien comentada, con tiempo y claridad, apoyada con textos e indicaciones sencillas. Es deseable, en ocasiones, un poco de libertad, dar permisos en forma de "vacaciones puntuales de dieta", coincidiendo con algunas comidas familiares lo que le permite al paciente disfrutar mejor de la fiesta e indirectamente le recuerda el beneficio de la misma y la necesidad de mantenerla.

La educación precoz en el comer es siempre de utilidad en la enfermedad de Parkinson. Los cambios en la dieta como instrumento terapéutico están indicados cuando aparecen las fluctuaciones. Esta dieta ofrece un beneficio prácticamente seguro y prolongado. Se obtiene fácilmente con un desayuno ligero, un almuerzo sin proteínas, una merienda/cena en la que se recuperan los manjares diurnos prohibidos y una segunda cena complementaria.

* ¿CUÁNDO Y CÓMO EMPEZAR EL TRATAMIENTO?
Juan José Ochoa [II]:

El tratamiento de la enf.de Parkinson se realiza con dos tipos de medicamentos, unos que intentan retrasar el progreso de la enfermedad (fármacos neuroprotectores) y otros que alivian o mejoran los síntomas (fármacos sintomáticos). Por ello, el tratamiento debería ser inmediato trasel diagnóstico, con un fármaco neuroprotector (selegilina, por ejemplo), al que se añadirá tratamiento sintomático (levodopa y otros) cuando aparece la incapacidad.

La levodopa es la base para el tratamiento sintomático, pero ahora sabemos, después de más de 30 años de usarla, que en el transcurso de no mucho tiempo sus efectos duran cada vez menos después de una toma (fluctuaciones, "on-off") y se acompaña de movimientos muy molestos (corea, distonía, y otros).Por todo ello, la levodopa se debería usar lo más tarde posible y evitar dosis elevadas, lo que podemos conseguir empleando el resto de fármacos antiparkinsonianos, en particular los agonistas dopaminérgicos (pergolida, por ejemplo).

Consecuentemente en pacientes relativamente jóvenes (por debajo de 70 años) y con esta idea de ahorro de levodopa, se debe iniciar el tratamiento sintomático de la enfermedad con agonistas y después añadirle pequeñas dosis de levodopa.

* ¿QUÉ MEDICAMENTOS DEBE EVITAR EL PARKINSONIANO?
José Félix Martí Massó [III]:

La lista de medicamentos que puede agravar los síntomas de la enfermedad es muy larga, y posiblemente no están todos los que deberían estar. Usted trate de recordar los siguientes principios:

l. Siempre que le instauren un tratamiento prolongado, consulte a su médico

---

[I] Juan José Ochoa Amor es Jefe del Servicio de Neurología del Hospital Reina Sofía de Córdoba y Profesor Asociado del Departamento de Medicina. Ha editado numerosas publicaciones sobre trastornos del movimiento y se reconoce su conocimiento teórico y su experiencia práctica sobre estrategias de uso de fármacos antiparkinsonianos.

[II] José Félix Martí Massó es Jefe del Servicio de Neurología del Hospital Aránzazu de San Sebastián, y Profesor Titular de Neurología. Es nuestro mejor experto en alteraciones neurológicas inducidas por fármacos. Inquieto editor, recientemente ha publicado una completa Guía de Neurología con información para pacientes y familiares.

y le avisa de que sufre una enfermedad de Parkinson.
2. Los medicamentos que mayor posibilidad hay de que le empeoren son:
- Para vómitos y molestias gástricas (metoclopramida, clebopride, etc.).
- Los medicamentos para los vértigos y mareos (sulpiride, cinaricina, flunarizina, fenotiazinas).
- Medicamentos para dormir (sulpiride con benzodia-cepinas).
- Medicamentos para trastornos depresivos (flupentixol con melitraceno, cuidado con los inhibidores de la recaptación de serotonina).
- Algunos tranquilizantes (neurolépticos, sulpiride, etc).
3. Debo de informarle que hay productos que se administran para la tos, o para la alergia o incluso para la menopausia que pueden encubrir medicamentos que empeoran los síntomas de la enfermedad de Parkinson; son muchos los preparados comercializados con neuro-lépticos encubiertos. Recuerde también leer el prospecto. Si tiene dudas, consulte a su médico.

* ¿CÓMO SE VALORA LA AFECTACIÓN PRODUCIDA POR LA ENFERMEDAD DE PARKINSON?

Pablo Martínez Martín (I)

Existen dos tipos fundamentales de valoración: 1) Objetiva, mediante aparatos y sistemas tecnológicos, 2) Subjetiva, mediante evaluaciones realizadas por el médico. Éste último método es el empleado habitualmente en la práctica clínica, junto con tests objetivos sencillos (que suelen ser "tests cronometrados", p. ej. medir el tiempo empleado en caminar una determinada distancia).

Las evaluaciones clínicas se basan en la utilización de escalas, que son instrumentos de medida basados en la entrevista (acerca de la presencia e intensidad de síntomas, capacidad funcional, presencia de complicaciones), en la exploración (presencia y gradación de manifestaciones como temblor, rigidez, lentitud del movimiento, alteración de la marcha, etc.) o en ambas.

I Pablo Martínez Martín es Jefe de la Sección de Neurología del Hospital Universitario de Getafe (Madrid) y, entre otros méritos, se le considera el neurólogo español más experimentado en escalas para los trastornos del movimiento.

A cada aspecto examinado se le asigna una puntuación específica (según su intensidad) que permite situar la gravedad del mismo y, por sumatorio, la del conjunto evaluado (p. ej. la incapacidad funcional, los hallazgos en la exploración o la propia enfermedad en conjunto). Se han propuesto muchas escalas para valorar la EP, pero sólo se deben utilizar las que han sido sometidas a un estudio que garantice su calidad como sistema de medida (validadas). Entre ellas podemos citar la Unified Parkinson's Disease Rating Scale, la Escala de Schwab & England y la Escala Intermedia para valoración de la EP. Este requerimiento es ineludible al investigar nuevos tratamientos. Además, pueden emplearse escalas diseñadas específicamente para evaluar aspectos concretos de la enfermedad (p. ej. Escala de la Marcha para la EP) o de uso general (p. ej. Escala de Yesavage, para valorar la depresión). La clasificación de Hoehn y Yahr, en estadios evolutivos (O= normal a 5= gravemente incapacitado), es un método sencillo, muy utilizado, que permite determinar con una sola cifra la situación global del paciente.

* ¿CÓMO SE ENSEÑA LA ENFERMEDAD DE PARKINSON EN LA UNIVERSIDAD?

Alfonso Castro García [II]:

Desde siempre la enseñanza de la Neurología en la Universidad estuvo y sigue estando a cargo de los internistas, y por tanto la enfermedad de Parkinson, en la mayoría de las Facultades de Medicina de este país sigue siendo explicada por los mismos. Baste decir que en la actualidad son muy pocos los profesores de Neurología que imparten la disciplina. En concreto solo hay seis Catedráticos y pocos más Profesores Titulares de Neurología. Es obvio que la enfermedad de Parkinson está siendo explicada en la mayoría de los casos por profesores que no tratan habitualmente y no conocen en profundidad a los pacientes parkinsonianos.

[I] Alfonso Castro es Coordinador de la Unidad de Movimientos Anormales del Hospital Clínico de Santiago de Compostela, y Profesor Titular de Neurología. Es uno de los neurólogos que tiene experiencia directa, extensa e intensa en docencia pregrado de nuestra especialidad.

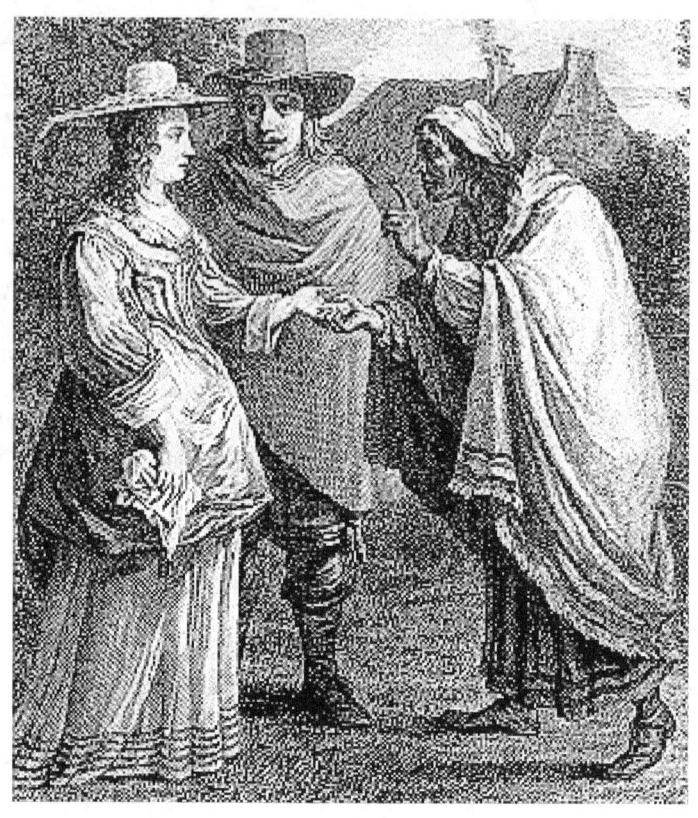

FIGURA 20: La quiromante intenta adivinar el futuro.

En el CAPÍTULO XX (Cualquier tiempo futuro será mejor) se describen los nuevos horizontes que se adivinan en el tratamiento de la enfermedad de Parkinson.

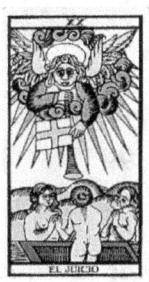

XX. Cualquier tiempo futuro será mejor

Román Alberca Serrano [(1)]

Quienes dependen de la técnica y de la ciencia saben que cualquier tiempo futuro será mejor. Algo tan próximo como la segunda mitad del año 1997 traerá nuevas e importantes opciones terapéuticas para la enfermedad de Parkinson.

Cuatro nuevas medicaciones están esperando la aprobación de la Administración Federal Americana para los Medicamentos y alguna otra más se encuentra en fase de estudio.

Se trata de dos inhibidores de las enzimas que metabolizan la dopa, y de tres nuevos agonistas dopaminérgicos. Dos de ellas están ya, prácticamente, a disposición de los pacientes en nuestro país. Cada una de estas sustancias ofrece distintas ventajas, lo

---

[(1)] Román Alberca trajo la Neurología a Andalucía, y su Servicio en el Hospital "Virgen del Rocío" fue primero el único y luego el más prestigioso de la comunidad, formándose en él la mayoría de especialistas que hoy ocupan puestos relevantes en la región. Reconocido internacionalmente, a nivel nacional como neurólogo lo ha sido todo. Aún así, para los que hemos tenido oportunidad de conocerle, su capacidad humana excede la profesional. En la actualidad es Presidente de la Sociedad Española de Neurología, y ejerce como tal.

que permitirá establecer programas de tratamiento individua-
lizados que minimicen las variaciones que la enfermedad y las
terapéuticas actuales producen a lo largo de todo el día. Además,
hay indicios de que algunos de estos nuevos medicamentos, al
contrario que la levodopa, pueden tener un efecto neuroprotector,
es decir, pueden ser capaces de retrasar, la pérdida neuronal de la
sustancia negra que es la base de la enfermedad.

Respecto a las técnicas quirúrgicas, poco se puede decir que no
se sea motivo de esperanza desde ya. Hace casi medio siglo que
se comenzaron a utilizar las lesiones talámicas y palidales, pero
es ahora cuando se dispone de la estimulación cerebral profunda.
Esta metodología permite desactivar los núcleos cerebrales sin
necesidad de destruirlos. Las secuelas son menores y se respetan
estructuras que en el futuro podrán ser activadas o desactivadas
por otros medios. Como la técnica es menos lesiva se puede
emplear para desactivar los núcleos nerviosos que juegan el
papel principal, pero que era peligroso lesionarlos y resultaban
inaccesibles hasta hace poco tiempo.

Los resultados prácticos de estos tratamientos quirúrgicos van a
ser inmediatos y los conocimientos fisiopatológicos obtenidos
permiten predecir que dentro de unos cuantos años se conseguirá
la inactivación de esos núcleos celulares con un simple
comprimido, en vez de tener que utilizar una intervención
quirúrgica.

El transplante neuronal está hoy oscurecido por las técnicas
arriba señaladas, pero se encuentra en fase de progreso continuo.
En los casos indicados, especialmente en jóvenes, será un
tratamiento alternativo de considerable importancia, De hecho,

en algunos pacientes se ha mejorado la marcha y la voz, y han recuperado la capacidad para desarrollar las actividades de la vida diaria haciendo una vida comunitaria prácticamente normal. La obtención e implante de células fetales causa muchos problemas, éticos y de todo tipo. Las nuevas terapéuticas génicas evitarán esos inconvenientes y conseguirán células capaces de producir más dopamina, y susceptibles de ser transplantadas. Además, la terapia génica se va a plantear implantar el gen directamente en las células cerebrales a través de ciertos vectores, lo que evitará los inconvenientes que siempre tiene la cirugía.

No he querido, ni mucho menos, fantasear y dejar correr mi imaginación. Estos y otros avances están, realmente ya, al alcance de nuestras manos. Pero, mientras llegan, es preciso mirar serena y esperanzadamente a ese prometedor futuro. No puedo saber con certeza si, como dice Rafael González Maldonado[II], *la ilusión mejora la sustancia negra*. Pero sí estoy seguro de que es el mejor agonista dopaminérgico.

[I] En el prólogo del libro *"Desafiando al Parkinson"* de Carmen Díaz Márquez.

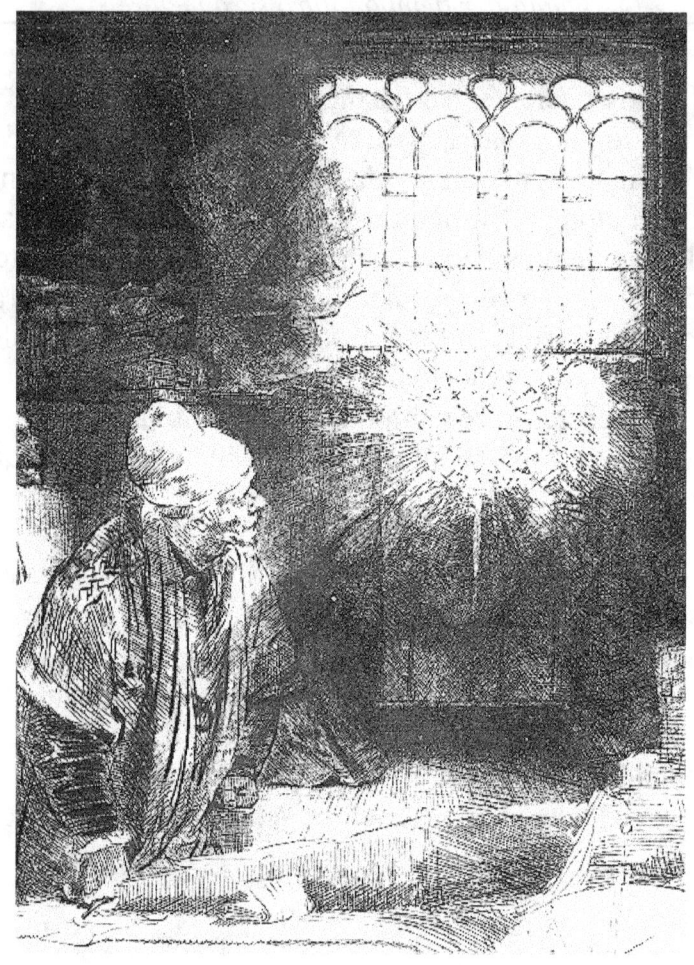

FIGURA 21. El Fausto de Goethe (este aguafuerte de Rembrand se utilizó para ilustrarlo) se pregunta sobre si el hombre puede cambiar su destino.

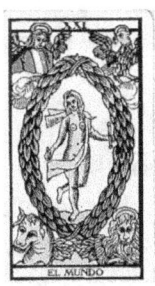

XXI. Epílogo

SI BUSCAS LA VERDAD, PREPÁRATE PARA LO INESPERADO [II]

Llegamos al final de un libro que no debiera acabar. Cada día aparecen nuevos datos, nuevos fármacos, nuevas expectativas en esta enfermedad. Un día conoceremos la verdad de la enfermedad de Parkinson, y puede que nos resulte inesperada, sorprendente.

En próximas ediciones [III] intentaré resumir y divulgar los avances científicos que se vayan produciendo. Y quiero añadir las opiniones al respecto de los parkinsonianos y de sus familiares. Yo he aprendido mucho de ellos, directamente y a través de Internet.

Cualquier aportación puede resultar útil pues, en una enfermedad con tantos misterios por resolver, la solución puede llegar por un

---

[I] El título es parte de una frase de Heráclito: **"Si buscas la verdad, prepárate para lo inesperado, pues es difícil de encontrar y sorprendente cuando la encuentras"**; la cita Paul Auster al comienzo de uno de sus mejores libros, "La invención de la soledad".

[II] Dentro de poco dispondremos de una versión electrónica del libro que podrá consultarse, parcialmente, a través de Internet (http://www.meditex.es/drparkinson). La gran ventaja es la posibilidad de actualización continuada y la facilidad de acceder a ella.

camino insospechado.

Imaginación. Hace falta mucha imaginación para combatir la enfermedad de Parkinson. Yo pido al lector su colaboración: remítame a la dirección electrónica que abajo indico cualquier dato o hipótesis sobre la enfermedad de Parkinson que considere interesante; y, si lo estima oportuno, críticas o posibilidades de mejora de sucesivas ediciones del libro. Gracias.

rafael@gonzalezmaldonado.com

Bibliografía

Bibliografía

1. Abel DF. Leonard Cohen, melodía poética. La Máscara, Valencia 1996.

2. Acosta J, Calderón E, Obeso JA. Prevalence of Parkinson's disease and essential tremor in a village of South Spain. Neurology 1989; 39 (supl 1): 181.

3. Adams RD, Victor M. Principles of Neurology. McGraw Hill. New York 1992.

4. Agid Y. Are dopaminergic neurons selectively vulnerable to Parkinson's disease? En: Narabayashi H, Naga-tsu T, Yanagisawa N, Mizuno Y (eds). Parkinson's disease-from basic research to treatment. Advances in neurology, vol 60, pp 148-164. Raven Press, New York 1993.

5. Aguilar M, Vilarasau 1, Pita AM. Tratamiento dietético de la enfer-medad de Parkinson. Rev Clín Esp 1990; 186 (supl 2): 76-79.

6. Ahlskog JE. Treatment of Parkinson's disease. From theory to practice. Postgrad Med 1994; 95:52-64.

7. Alberca R. El diagnóstico y la evaluación de la enfermedad de Parkinson. En: Alberca R, González Maldonado R, Ochoa JJ (eds). Diagnóstico y tratamiento de la enfermedad de Parkinson. Ergón, Madrid 1996 (passim).

8. Alberca R, González-Maldonado R, Ochoa JJ. Diagnóstico y tratamiento de la enfermedad de Parkinson. Ergón, Madrid 1996 (passim).

9. Alberca R, Moreno A, Serrano V, Garzón F. Alteraciones mentales cognoscitivas y no cognoscitivas en la enfermedad de Parkinson. En: Alberca R y Ochoa JJ (eds): Pautas actuales en el tratamiento médico y quirúrgico de la enfermedad de Parkinson, pp 125-144. Ed. Inter-Congres SA, Barcelona 1995

10. Alberca R, Ochoa JJ. Tratamiento actual de la enfermedad de Parkinson. Gráficas Letra, Madrid 1993 (passim).

11. Alberca R y Ochoa JJ: Pautas actuales en el tratamiento médico y quirúrgico de la enfermedad de Parkinson, pp 125-144. Ed. Inter-Congres SA, Barcelona 1995.

12. Albert ML, Feldman RG, Willis A. The "subcortical dementia of progressive supranuclear palsy. J Neurol Neurosurg Psychiatry 1974; 37:121-130.

13. Alexander GM, Schwartzman RJ, Nukes TA, Grothusen JR, Hooker MD. eta 2-adrenergic agonist as adjunct therapy to levodopa in Parkinson's disease. Neurology 1994; 44:1511-1513.

14. Aminoff MJ. Treatment of Par-kinson's disease. West J Med 1994; 161:303-308

15. Appenzeller O. The autonomic nervous system. An introduction to basic and clinical concepts. Elsevier, Amsterdam 1990 (passim).

16. Aranda B. Les troubles ve-sico-sphincteriens de la maladie de Parkinson. Rev Neurol (Paris) 1993; 149:476-80.

17. Astarloa R, Mena MA, Sánchez V, de la Vega L, García de Yébenes J. Clinical and pharmacokinetic effects of diet rich in soluble fiber on Parkinson's disease. Clin Neuro-pharmacol 1992; 15:375-380.

18. Auff E, Fertl E, Schnider P. Morbus Parkinson und neurologische Rehabilitation. Wien Med Wochenschr 1995; 145:302-305.

19. Auster P. La invención de la soledad. Anagrama, Barcelona 1994.

20. Barbeau A, Roy M, Bernier G, Campanella G, Paris S. Ecogenetics of Parkinson's disease: prevalence and enviromental aspects in rural areas. Can J Neurol Sci 1987; 14: 36-41.

21. Baron JA. Cigarette smoking and Parkinson's disease.Neurology 1986; 36:1490-1496.

22. Baser SM, Brant F, Levison K, Dekosky S. Estrogen and mental status in Parkinson disease. 4th Int Congr Mov Dis (poster pres.). Viena 17-21 junio 1996.

23. Bateson MC, Gibberd FB, Wilson RSE. 29. Bhatt MH, Keenan SP, Fleetham JA, Calne DB. Pleuropulmonary disease associated with dopamine agonist therapy. Ann Neurol 1991; 30:613-616.

30. Biary N, Pimental PA. A double-blind trial of clonazepam in parkinsonian hypokinetic dysarthria. Meeting American Academy of Neurology, Dallas 1983.

31. Birkmayer W, Danielczyk W, Rieder P. Symptoms and side effects in the course of Parkinson●s disease. J Neurol Trans 1983; 19:185-199.

32. Blesa R. Diagnóstico precoz de la enfermedad de Parkinson. En: Obeso JA y Martí-Massó JF. Enfermedad de Parkinson. Conocimientos y actitudes prácticas, pp 33-42. Interamericana-Mc Graw-Hill, Madrid 1993.

Salivary symptoms in Parkinson disease. Arch Neurol 1973; 29:274-275.

24. Batlló J. Cien poemas de amor de la lírica en lengua castellana. Lumen, Barcelona 1987.

25. Bayés A, Linazasoro G. Vivir con... la enfermedad de Parkinson. Meditor, Madrid 1994.

26. Beltrán HR, González Maldonado R. Alteraciones nocturnas en la enfermedad de Parkinson. En: Tolosa E, Obeso JA, Grandas FJ. Tratado sobre la enfermedad de Parkinson (en prensa).

27. Benabid AL, Pollak P, Gervason C, Hoffmann D, Gao DM, Hommel M, Perret JE, de Rougemont J. Long-term supresion of tremor by chronic stimulation of the ventral intermediate thalamic nucleus. Lancet 1991, 337:403-406.

28. Ben-Shlomo Y, Sieradzan K. Idio-pathic Parkinson●s disease: epi-demiology, diagnosis and ma-nagement. Br J Gen Pract 1995; 45:261-268.

33. Bloxham CA, Mindel TA, Frith CD. Initiation and execution of predictable and unpredictable movements in Parkinson's disease. Brain 1984; 107: 371-384.

34. Bonifati V, Fabrizio E, Cipriani R, Vanacore N, Meco G. Buspirone in levodopa-induced dyskinesias. Clin Neuropharmacol 1994; 17:73-82.

35. Bonuccelli U, D'Antonio P, D'Avino C, Piccini P. Dihydroergocryptine in the treatment of Parkinson's disease. J Neural Transm (suppl) 1994; 45:239.

36. Bramble MG, Cunliffe J, Dellipiani W. Evidence for a change in neurotransmitter affecting oesophageal motiliy in Parkinson's disease. J Neurol

Neurosurg Psychiatry 1978; 41:709-712.

37. Britton TC. Essential tremor and its variants. Current Opinion in Neurology 1995; 8: 314-319.

38. Brodtkorb E, Wyzocka-Bakowska M, Lillevold PE. Transdermal scopolamine in drooling. J Ment Defic Res 1988; 32:233-237.

39. Brown G, Marsden CD. Neuro-psychology and cognitive function in Parkinson●s disease. En: Marsden CD, Fahn S (weds). Movement Disorders 2, pp 99-123. Butterworths, London 1987.

40. Brown RG, Marsden CD, Quinn N, Wyke MA. Alterations in cognitive performance and affect-arousal state during fluctuations in motor function in Parkinson●s disease. J Neurol Neurosurg Psych 1984; 47:454-465.

41. de Bruin PF, de Bruin VM, Lees AJ, Pride NB. :Effects of treatment on airway dynamics and respiratory muscle strength in Parkinson's di-sease. Am Rev Respir Dis 1993; 148:1576-80.

42. Buchholz DW. Dysphagia as-sociated with neurological disorders. Acta Otorhinolaryngol Belg 1994; 48:143-155.

43. Burguera-Hernández JA. Deterioro de tipo "on-off". Tratamiento. En: Alberca R y Ochoa JJ (eds): Pautas actuales en el tratamiento médico y quirúrgico de la enfermedad de Parkinson, pp 73-86. Ed. Inter-Congres SA, Barcelona 1995.

44. Burtscher M, Likar R, Pechlaner C, Kunz F, Philadelphy M. Motor symptoms similar to parkinsonism in heavy smokers. Int J Sports Med 1994; 15:207-212.

45. Busenbark KL. Huber SJ. Greer G. Pahwa R. Koller WC.Olfactory func-tion in essential tremor. Neurology. 1992; 42:1631-1632.

46. Butterfield PG, Valanis BG, Spencer PS, Lindeman CA, Nutt JG. Environmental antecedents of young-onset Parkinson's disease. Neurology 1993; 43:1150-1158.

47. Campbell J. The shortest paper. Neurology 1979, 29:1633.

48. Campos EC, Schiavi C, Benedetti P, Bolzani R, Porciatti V. ffect of citicoline on visual acuity in am-blyopia: preliminary results. Graefes Arch Clin Exp Ophthalmol 1995; 233:307-312.

49. Caraceni T, Nappi G. Focus on Par kinson disease. Masson, Milano 1991.

50. Carr LA, Rowell PP. Attenuation of 1-methyl-4-phenyl-1,2,3,6-tetrahydro pyridine-induced neurotoxicity by tobacco smoke. Neuropharmacology 1990; 29:311-314.

51. Carter JH. A special diet for Parkinson'●s disease. American Par-kinson Disease, Oregon 1992

52. Cederbaum JM, Gancher ST. Par-kinson's disease. Neurologic clinics. WB Saunders Co, Philadelphia 1992.

53. Cervantes Saavedra M. La fuerza de la sangre. Obras completas. Aguilar, México 1991.

54. Chacón J, Navarro C, Rodríguez E, Alegre S. Tratamiento con clozapina en la enf. Parkinson. En: Alberca R y Ochoa JJ: Pautas actuales en el tratamiento médico y quirúrgico de la enf.de Parkinson, pp 237-247. Ed. Inter-Congres SA, Barcelona 1995.

55. Chritchley McD, O●Leary JL, Jennett B. Scientific foundations of Neurology. William Heinemann Medical Books, London 1972.

56. Clemens P, Baron JA, Coffey D, Reeves A. The short-term effect of nicotine chewing gum in patients with Parkinson's disease.

Psychopharmacology   (Berl).   1995;
117:253-256.

57. Codina A. Tratado de Neurología. Ed.
Libro Año, Madrid 1994.

58. Comella CL, Tanner CM, Rista-novic RK.
Polysomnographic sleep measures in
Parkinson's disease patients with
treatment-induced hallucinations. Ann
Neurol 1993; 34:710-714.
62. Decina P, Caracci G, Sandik R, Berman
W, Mukherjee S, Scapicchio P. Cigarette
smoking and neuro-leptic-induced
parkinsonism. Biol Psychiatry 1990;
28:502-508.

63. Delumeau JC, Bentue-Ferrer D, Gandon
JM, Amrein R, Belliard S, Allain H.
Monoamine oxidase inhi-bitors, cognitive
functions and neuro- degenerative diseases. J
Neural Transm (suppl) 1994; 41:259-266.

64. Delwaide PJ, Gonce M. Patho-physiology
of Parkinson's signs. En: Jankovic J, Tolosa E
(eds). Parkinson's disease and movement
disorders, pp 77-92. Williams & Wilkins,
Baltimore 1993.

65. Dessibourg CA, Gachoud JP. Nutzen
einer neuen galenischen Form von Levodopa
und Benserazid fur die Behandlung von
Parkinson-Patienten. Schweiz Rundsch Med
Prax 1995; 84:1235-1238.

66. Díaz Márquez C. Desafiando al
Parkinson. Grupo Editorial Univer-sitario,
Granada 1996.

67. Dick PJR, Cantello R, Buruma O.* The
Bereitschaftspotential, L-dopa and
Parkinson's disease. Electro-encephalogr Clin
Neurophysiol 1987; 66:263-274.

68. Diederich N, Keipes M, Graas M, Metz H.
La clozapine dans le traitement des
manifestations psychiatriques de la maladie
de Parkinson. Rev Neurol (Paris) 1995;
151:251-257.

59. Cohen L. Songs of love and hate. CBS,
S64090. Madrid 1974.

60. Cummings JL. Depression and
Parkinson's disease: a review. Ann J
Psychiatry 1992; 149:443-454.

61. Dauphin S. Parkinson's disease: the
mystery, the search and the promise. Pixel
Press, Tequesta, Flori-da 1992.
69. Dietz MA, Goetz CG, Stebbins GT.
Evaluation of a modified inverted walking
stick as a treatment for parkinsonian
freezing episodes. Mov Dis 1990; 5: 243-247.

70. Doty RL. Golbe Ll. McKeown DA.
Stern MB. Lehrach CM. Crawford D.
Olfactory testing differentiates bet-ween
progressive supranuclear palsy and idiopathic
Parkinson's disease. Neurology. 1993 May.
43(5). P 962-5.

71. Duarte J, Moreno C, Coria F, Perez A,
Claveria LE. Eficacia de la dieta de
redistribucion proteica en la respuesta
antiparkinsoniana de la L-dopa. Neurologia
1993; 8:248-251.

72. Durif F, Vidailhet M, Bonnet AM, Blin J,
Agid Y. Levodopa-induced dyskinesias are
improved by fluo-xetine. Neurology 1995;
45:1855-1858.

73. Duvoisin RC, Sage J. Parkinson's disease:
A guide for patient and family. Lippincott-
Raven Press, Philadelphia 1996.

74. Elble RJ, Koller WC. Tremor. The Johns
Hopkins University Press. Baltimore 1990.

75. Elble RJ, Moody C, Higgins C. Primary
writing tremor. A form of focal dystonia?
Mov Disord 1990, 5:118-126.

76. Ellgring H, Seiler S, Perleth B, Frings W,
Gasser T, Oertel W. Psychosocial aspects of
Parkinson's disease. Neurology 1993;
43(Suppl 6):S41-44.

77. Erdmann R. Neuroleptika und Nikotin. Psychiatr Prax 1995; 22:223-227.

78. Fagerstrom KO, Pomerleau O, Giordani B, Stelson F. Nicotine may relieve symptoms of Parkinson's disease. Psychopharmacology (Berl) 1994; 116: 117-119.

79. Fahn S. Tics, myoclonus, and miscellaneous movement disorders. Current Opinion in Neurology and Neurosurgery 1991, 4:337-342.

80. Fall PA, Granérus AK. Maintenance ECT in Parkinson's disease. A case report. 4th Int Congr Mov Dis (poster pres.). Viena 17-21 junio 1996.

81. Findley LJ, Capildeo R, eds. Movement disorders: tremor. Mac-millan, London 1984.

82. Fisher PA, Baas H, Hefner R. Treatment of parkinsonian tremor with clozapine. J Neural Transm Park Dis Dement Sect 1990; 2:233-238.

83. Folkerts H. Elektrokrampftherapie bei neurologischen Krankheiten. Nervenarzt 1995; 66:241-251.

84. Fowlers J. Citado por Doug Levy, USA TODAY.   http://www.med. harvard.edu/publications/ On_The_Brain/Volume5/Number3/

85. Gentil M, Pollak P, Perret J. La dysarthrie parkinsonienne.Rev Neurol (Paris) 1995; 151:105-112.

86. Gerber Wd, Hart St, Krop P, Niederberger U, Strenge H. Autonomic and tremor reactivity during mental stress in Parkinson's disease and essential tremor: two experimental studies. 4th Int Congr Mov Dis (poster pres.). Viena 17-21 junio 1996.

87. Gibb WRG. Dementia and Parkinson•s disease. Br J Psychiat 1989; 154:596-614.

88. Gil R. Neurologie pour le praticien. Simep, Paris 1989.

89. Giménez-Roldán S. Escalas de evaluación en enfermedad de Par-kinson y trastornos del movimiento. Editorial MCR, Barcelona 1989.

90. Giménez-Roldán S, Mateo D. Predicting beneficial response to a protein redistribution diet in fluctuating Parkinson's disease. Acta Neurol Belg 1991; 91:189-200.

91. Goethe JW. Las afinidades elec-tivas (Die Wahlverwandtschaften 1809). Obras completas, Aguilar, Méxi-co DF 1991.

92. Goetz CG, Lutge W, Tanner CM. Autonomic dysfunction in Parkinson•s disease. Neurology 1986; 36:73-75.

93. Goetz CG, Tanner CM, Levy M, Wilson RS, Garron DC. Pain in Parkinson`s disease. Mov Dis ord 1986; 1:45-49 (b).

94. Golbe LI. The genetics of Parkinson•s disease: a reconsideration. Neurology 1990; 40 (suppl 3):7-14.

95. Golbe LI, Cody RA, Duvoisin RC. Smoking and Parkinson's disease. Search for a dose-response relationship. Arch Neurol 1986; 43:774-778.

96. González Maldonado JA. Sapos y canciones. Premio García Lorca de Poesía. Secretariado de Publica-ciones. Universidad de Granada, 1972.

97. González Maldonado R. Bastón con sistema de referencia visual y acústica que mejora la marcha en pacientes parkinsonianos. Reunión Anual Ordinaria de la Sociedad Española de Neurología. Barcelona, diciembre 1992.

98. González Maldonado R. Alteraciones de la marcha en el parkinsoniano. En: Alberca R

y Ochoa JJ (eds): Pautas actuales en el tratamiento médico y quirúrgico de la enfermedad de Parkinson, pp 125-144. Ed. Inter-Congres SA, Barcelona 1995.

99. González Maldonado R. Psicopatología de la consulta cotidiana. Actualidad médica (aceptado para publicación).

100. González Maldonado R. Pro-blemas concretos en la enfer-medad de Parkinson. En: Alberca R, González Maldonad R, Ochoa JJ (eds). Diag- nóstico y tratamiento de la enferme-dad de Parkinson. Ergón, Madrid 1996 *(passim)*.

101. González Maldonado R. Prólogo. En: Díaz Márquez C (ed). Desafiando la enfermedad de Parkinson. Grupo Editorial Universitario, Granada 1996.

102. Gracián B. Obras completas. Aguilar, Madrid 1967.

103. Grandinetti A. Morens DM. Reed D. MacEachern D. Prospective study of cigarette smoking and the risk of developing idiopathic Parkinson's disease. Am J Epidemiol 1994; 139: 1129-1138.

104. Graves R. Los mitos griegos (vol 1 y 2). Alianza Editorial, Madrid 1986.

105. Gudmundsson KRA. A clinical survey of Parkinsonism in Iceland. Acta Neurol Scand 1967; 43 (suppl 33): 9-61.

106. Hagell P, Odin P, Vinge E. Pregnancy in Parkinson's disease. 4th Int Congr Mov Dis (poster pres.). Viena 17-21 junio 1996.

107. Hedin CA. Smoker's melanosis may explain the lower hearing loss and lower frequency of Parkinson's disease found among tobacco smokers--a new hypothesis. Med Hypo-theses 1991; 35:247-249.

108. Herrero MT, Kastner A, Perez-Otaño I, Hirsch EC, Luquin MR, Javoy-Agid F, Del Rio J, Obeso JA, Agid Y. Gangliosides and

parkinsonism. Neurology 1993; 43:2132-2134.

109. Herrero MT, Perez-Otaño I, Oset C, Kastner A, Hirsch EC, Agid Y, Luquin MR, Obeso JA, Del Rio J. GM-1 ganglioside promotes the recovery of surviving midbrain dopaminergic neurons in MPTP-treated monkeys. Neuroscience 1993; 56:965-972.

110. Hertzman C, Wiens M, Bowering D, Snow B, Calne D. Parkinson's disease: a case-control study of occupational and environmental risk factors.Am J Ind Med 1990; 17:349-355.

111. Hierro J. Cuanto sé de mí (1957-1959). Antología poética. Espasa Calpe 1993.

112. van Hilten JJ, Weggeman M, van der Velde EA, Kerkhof GA, van Dijk JG, Roos RA. Sleep, excessive daytime sleepiness and fatigue in Parkinson's disease. J Neural Transm Park Dis Dement Sect 1993; 5:235-244.

113. Hoehn MM. The natural history of Parkinson•s disease in the pre-levodopa and post-levodopa eras. En Cedarbaum JM, Gancher ST. Par-kinson•s disease. Neurologic Clinics, pp 331-339. WB Saunders, Philadelphia 1992.

114. Hoehn MM, Yahr MD. Parkinsonism: onset, progression and mortality. Neurology 1967; 17:427-431.

115. Hoflich G, Burghof KW, Kasper S, Moller HJ. Elektrokrampftherapie bei Komorbiditat einer therapiere-sistenten paranoid-halluzinatorischen Psychose mit Morbus Parkinson. Nervenarzt 1994; 65:202-205.

116. Homberg V.Motor training in the therapy of Parkinson's disease. Neurology. 1993; 43 (Suppl 6):S45-46.

117. Hofman A, Collette HJ, Bartelds AI. Incidence and risk factors of Parkinson's disease in The Netherlands. Neuroepi-demiology 1989; 8:296-299.

118. Horacio. Epístolas 1, 2, 40).

119. Horowski R, Horowski L, Vogel S, Poewe W, Kielhorn FW. An essay on Wilhelm von Humboldt and the shaking palsy: first comprehensive description of Parkinson's disease by a patient. Neurology 1995; 45:565-568.

120. Hubble JP, Venkatesh V. Personality and depression in Parkinson's disease. J Nerv Ment Dis 1993; 181:657-671

121. Hublin C,Partinen M, Heinonen EH, Puukka P, Salmi T. Selegiline in the treatment of narcolepsy. Neurology 1994; 44:2095-2101

122. Hughes AJ, Lees AJ, Stern GM. Apomorphine in the diagnosis and treatment of parkinsonian tremor. Clin Neuropharmacol 1990, 13:312-317

123. Huszonek JJ. Anticholinergic effects in a depressed parkinsonian patient. J Geriatr Psychiatry Neurol 1995; 8:100-102.

124. Ikarashi Y, Blank CL, Itoh K, Satoh H, Inoue HK, Maruyama Y. [Development of a liquid chromatography/multiple electrochemical detector (LCMC) and its application in neuroscience]. Nippon Yakurigaku Zasshi 1991, 97:51-64.

125. Imahi H. (Festination and freezing). Rinsho Shinkeigaku 1993; 33: 1307-1309.

126. Ishikawa A, Miyatake T. Effects of smoking in patients with early-onset Parkinson's disease.J Neurol Sci 1993; 117:28-32.

127. Izquierdo-Alonso JL, Jimenez-Jimenez FJ, Cabrera-Valdivia F, Mansilla-Lesmes M. Airway dys-function in patients with Parkinson's disease. Lung 1994; 172:47-55.

128. Jacobson JI, Yamanashi WS. An initial physical mechanism in the treatment of neurologic disorders with externally applied pico Tesla magnetic fields. Neurol Res 1995; 17:144-148.

129. James JR, Nordberg A. Genetic and environmental aspects of the role of nicotinic receptors in neuro-degenerative disorders: emphasis on Alzheimer's disease and Parkinson's disease. Behav Genet 1995;25:149-159

130. Jankovic J. Respiratory diskinesia in Parkinson's disease. Neurology 1986; 36: 303-304.

131. Jankovic J, Fahn S. Physiologic and pathologic tremors. Ann Intern Med 1980, 93:460-465.

132. Jankovic J, van der Linden C. Dystonia and tremor induced by peripheral trauma: predisposing factors. J Neurol Neurosurg Psychiatry 1988; 51:1512-1519.

133. Jankovic J, Tolosa E. Parkinson's disease and movement disorders. Williams&Wilkins, Baltimore 1993 (*passim*).

134. Jansen EN. Clozapine in the treatment of tremor in Parkinson's disease. Acta Neurol Scand 1994; 89:262-265.

135. Janson AM, Fuxe K, Agnati LF, Jansson A, Bjelke B, Sundstrom E, Andersson K, Harfstrand A, Goldstein M, Owman C. Protective effects of chronic nicotine treatment on lesioned nigrostriatal dopamine neurons in the male rat. Prog Brain Res. 1989. 79P 257-65.

Br J Addict 1991; 86:571-575.

138. Jeanneau A. La sismotherapie dans le traitement de la maladie de Parkinson. Encephale 1993; 19:573-578.

139. Jones-Humble SA, Morgan PF, Cooper BR. The novel anticonvulsant lamotrigine prevents dopamine depletion in C57 black mice in the MPTP animal model of Parkinson's disease. Life Sci 1994; 54: 245-252.

140. Jimenez-Jimenez FJ.   Mateo D. Gimenez-Roldan S. Premorbid smo-king, alcohol consumption, and coffee drinking habits in Parkinson's disease: a case-control study. Mov Disord 1992; 7: 339-344.

141. Kant I. Crítica de la razón pura (Kritik der reinen Vernunft, 1787). Losada, Barcelona 1985.

142. Kaur S, Starr MS. Antiparkinsonian action of dextromethorphan in the reserpine-treated mouse. Eur J Pharmacol 1995; 280:159-166.

143. Kempster PA, Wahlqvist ML. Dietary factors in the management of Parkinson's disease. Nutr Rev 1994; 52:51-58. Dietary sources of l-dopa. From:John Cottingham <johnc@IADFW.NET>http://ourworld. compuserve.com/homepages/PD_Digest/ fava. htm#a3720.

144. Van den Kerchove M, Jacquy J, Gonce   M,   De   Deyn   PP.

136. Janson AM, Moller A. Chronic nicotine treatment counteracts nigral cell loss induced by a partial mesodiencephalic hemitransection: an analysis of the total number and mean volume of neurons and glia in substantia nigra of the male rat. Neuroscience 1993; 57:931-941.

137. Jarvik ME. Beneficial effects of nicotine.

Sustained-release levodopa in parkinsonian patients with nocturnal disabilities. Acta Neurol Belg 1993; 93:32-39.

145. Klaassen T, Verhey FR, Sneijders GH, Rozendaal N, de Vet HC, van Praag HM. Treatment of depression in Parkinson's disease: a meta-analysis. J Neuropsychiatry Clin Neurosci 1995; 7:281-286.

146. Kirch DG, Alho AM, Wyatt RJ. Hypothesis: a nicotine-dopamine inter-action linking smoking with Par-kinson's disease and tardive dyskinesia. Cell Mol Neurobiol 1988; 8:285-291.

147. Koller WC. Sensory symptoms in Parkinson•s disease. Neurology 1984; 34:957-959.

148. Koller WC. Handbook of Par-kinson•s disease. Marcel Dekker Inc, New York 1992 (*passim*).

149. Koller WC, Cone S, Herbster G. Caffeine and tremor. Neurology 1987, 37:169-172.

150. Koller WC, Silver DE, Lieberman A. An algorirthm for the management of Parkinson•s disease. Neurology 1994; 44 (suppl 10): S5-S52 (*passim*).

151. Kurdland LT. Epidemiology: Incidence, geographic distribution and genetic considerations. En Field WJ (ed). Pathogenesis and treatment of parkinsonim, pp 5-43. Charles C Thomas. Springfield, Illinois 1958.

152. van Laar T, Jansen EN, Neef C, Danhof M, Roos RA. Pharmacokinetics and clinical efficacy of rectal apo-morphine in patients with Parkinson's disease: a study of five different suppositories. Mov Disord 1995; 10: 433-439.

153. Lang AE. Akathisia and the restless legs syndrome. En: Jankovic J, Tolosa E (eds). Parkinson's disease and movement disorders, pp 399-418. Williams&Wilkins, Baltimore 1993.

154. Lang AE, Koller WC, Fahn S. Psychogenic parkinsonism. Arch Neu-rol 158. LeHouezec J, Benowitz NL. Basic and clinical psychopharmacology of nicotine. Clin Chest Med 1991; 12: 681-699.

159. LeWitt PA. Therapy with dopaminergic drugs in Parkinson's disease. En: Koller WC. Handbook of Parkinson•s disease. Marcel Dekker Inc, New York 1992.

160. Liberman A. An integrated approach to patient management in Parkinson•s disease. En: Cedarbaum JM, Gancher ST. Parkinson•s disease. Neurologic Clinics, pp553-565. WB Saunders, Philadelphia 1992.

161. Lieberman AN, Williams FL. Parkinson's Disease: The Complete Guide for Patients and Caregivers. Fireside Books, New York 1993.

162. Lieberman AN. National Parkinson Report Fundation. NPF , vol . XVI, III / 3rd. quarter 1995.

163. van der Linden C, Jankovic J, Jansson B. Lateral hypothalamic dysfunction in Parkinson•s disease. Ann Neurol 1985; 18:137.

164. Lope de Vega Carpio F. Rimas humanas. Poesía completa. Bruguera 1974.

165. Marina JA. Teoría de la inte-ligencia creadora. Anagrama, Barcelona 1993.

1995; 52:802-810.

155. Langston JW. The case of the tainted heroin. The Sciences. New York Academy of Sciences.

156. Laplane D, Levasseur M, Pillon B, Dubois B, Baulac M, Mazoyer B, Dinh ST, Sette G, Danze F, Baron JC. Obsessive-compulsive and other behavioral changes with bilateral basal ganglia lesions. Brain 1989; 112:699-725.

157. Larmande P, Palisson E, Saikali I, Maillot F. Disparition de l'akinesie dans une maladie de Parkinson au cours d'un acces maniaque. Rev Neurol (Paris) 1993; 149:557-558.
166. Marina JA. El laberinto sentimental. Anagrama, Barcelona, 1996.

167. Marlowe C. The tragical history of Dr. Faustus. Thomas Bushell. London, 1604.

168. Marsden CD. The mysterious motor function of the basal ganglia. Neurology 1982; 32: 514-539.

169. Marsden CD, Parkes JD. On-off effects in patients with Parkinson•s disease on chronic levodopa therapy. Lancet 1976; 1:25.

170. Martí Massó JF. Neurología. Información para pacientes y familiares, pp 173-194. Ergón, Madrid 1995.

171. Marttila RJ. Epidemiology. Hand-book of Parkinson•s disease. En: Koller WC. Handbook of Parkinson•s disease. Marcel Dekker, New York 1992.

172. Mateo D, Dobato JL, Gimenez-Roldan S. Agravacion de la enfermedad de Parkinson por uso inadecuado de levodopa en formulaciones de liberacion retardada. Neurología 1995; 10:7-13.

173. Mayeux R, Williams JBW, Stern Y, Cote L. Depression and Parkinson•s disease. Adv Neurol 1984; 40:241-250.

174. Mayeux R, Tang MX, Marder K, Cote

LJ, Stern Y. Smoking and Parkinson's disease. Mov Disord 1994; 9:207-212.

175. Meck W. Citado por Friend T. USA

176. Menza MA, Robertson-Hoffman DE, Bonapace AS. Parkinson's disease and anxiety: comorbidity with depression. Biol Psychiatry 1993; 34:465-470.

177. Menza MA, Sage J, Marshall E, Cody R, Duvoisin R. Mood changes and " on-off" phenomena in Parkinson's disease. Mov Dis 1990; 5:148-151.

178. Mlcoch AG. Diagnosis and treatment of parkinsonian dysarthria. En: Koller WC (ed). Handbook of Parkinson•s disease, pp 227-254. Marcel Dekker Inc, New York 1992 (*passim*).

179. Molinari SP, Kaminski R, Di Rocco A, Yahr MD. The use of famotidine in the treatment of Parkinson's disease: a pilot study. J Neural Transm Park Dis Dement Sect 1995; 9:243-247.

180. Montastruc JL, Fabre N, Blin O, Senard JM, Rascol O, Rascol A. Does fluoxetine aggravate Parkinson's disease? A pilot prospective study [letter]. Mov Disord 1995; 10:355-357.

181. Montastruc JL, Senard JM, Verwaerde P, Brefel C, Blin O, Rascol O. Fluoxetine in orthostatic hypotension of Parkinson•s disease: a clinical and experimental study. 4th Int Congr Mov Dis (poster pres.). Viena 17-21 junio 1996.

182. Montgomery EB Jr, Lieberman A, Singh G, Fries JF. Patient education and health promotion can be effective in Parkinson's disease: a randomized controlled trial. PROPATH Advisory Board. Am J Med 1994; 97:429-435.

191. Pacchetti C, Albani G, Martignoni E, Godi L, Alfonsi E, Nappi G. "Off" painful dystonia in Parkinson's disease treated with botulinum toxin. Mov Disord 1995;

TODAY. http://www. med. harvard.edu/publications/On_The_ Brain/ Volume5/Number3/

183. Morano A, Jimenez-Jimenez FJ, Molina JA, Antolin MA. Risk-factors for Parkinson's disease: case-control study in the province of Caceres, Spain. Acta Neurol Scand 1994; 89:164-170.

184. Morens DM, Grandinetti A, Reed D, White LR, Ross GW. Cigarette smoking and protection from Parkinson's disease: false association or etiologic clue? Neurology 1995; 45:1041-1051.

185. Mukherjee S, Debsikdar V. Absence of neuroleptic-induced parkinsonism in psychotic patients receiving adjunctive electroconvulsive therapy. Conv Ther 1994; 10:53-58.

186. Newhouse PA, Hughes JR.The role of nicotine and nicotinic mechanisms in neuropsychiatric disease. Br J Addict 1991; 86:521-526.

187. Nobile-Orazio E, Carpo M, Scarlato G. Gangliosides. Their role in clinical neurology. Drugs 1994; 47:576-585.

188. Nutt JG, Hammerstad JP, Gancher ST. Parkinson's disease: 100 maxims. Edward Arnorld, London 1992.

189. Obeso J, Tolosa E, Grandas FJ. Tratado sobre la enfermedad de Parkinson (en preparación).

190. Ochoa-Amor JJ. Tratamiento general de la enfermedad de Parkinson. En: Alberca Serrano R, González Maldonado R, Ochoa Amor J (eds.). Diagnóstico y tratamiento de la enfermedad de Parkinson. Ergon, Madrid 1996.

10:333-336.

192. Parkinson J. The chemical pocket-book; or memoranda chemica; arranged in a

compendium of chemistry. C Whittingham for HD Symonds, London 1799. (Citado por Koller 1992.)

193. Parkinson J. An essay on the shaking palsy. Whittingham & Rowland for Sherwood, Neely and Jones, London 1817.

194. Parkinson J. Outlines of oryctology. Whittingham & Rowland for Sherwood, Neely and Jones, London 1822. (Citado por Koller 1992.)

195. Parkinson J. Organic remains of a former world. An examination of the mineralized remains of the vegetables and animaçls of the antediluvian world; generally termed extraneous fossils. Whittingham & Rowland for Sherwood, Neely and Jones, London 1833. (Citado por Koller 1992.)

196. Parkinsons and cannabis (foro Internet). http://dem0nmac.mgh. harvard. edu/neurowebforum /ParkinsonsDiseaseArticles/Parkinsonsandcan-nabis.html

197. Parkinson's Disease - Information Exchange Network <parkinsn@ utoronto.bitnet>. 10/1996

198. Parkinson Study Group. Effects of tocopherol and Deprenyl on the progression of disability in early Parkinson●s disease. N Eng J Med 1993; 328:176-183.

205. Rafal RD, Posner MI, Walker JA, Friedrich FJ. Cognition and the basal ganglia: separating mental and motor components of performance in Parkinson●s disease. Brain 1984; 107:1083-1094.

206. Rajput AH, Offord KP, Beard CM. Kurland LT. A case-control study of smoking habits, dementia, and other illnesses in idiopathic Parkinson's disease. Neurology 1987; 37:226-232.

207. Revilla F. Diccionario de icono-grafía y simbología. Ed. Cátedra. Madrid 1995.

199. Paulson GW. Addiction to nicotine is due to high intrinsic levels of dopamine. Med Hypotheses 1992; 38:206-207.

200. Paulus W, Jellinger K. The neuropathological basis of different clinical subgroups of Parkinson●s disease. J Neuropathol Clin Exp Neurol 1991; 50:743-755.

201. Pillon B, Dubois B, Cusimano G.. Does cognitive impairment in Parkinson●s disease result from non-dopaminergic lesions? J Neurol Neurosurg Psychiatry 1989; 52:201-206.

202. Pirozzolo FJ, Swihart AA, Rey GJ, Mahurin R, Jankovic J. Cognitive impairments associated with Parkinson●s disease and other movement disorders. En: Jankovic J, Tolosa E (eds). Parkinson's disease and movement disorders. Williams&Wilkins, Baltimore 1993.

203. Quinn N. Drug treatment of Parkinson's disease. BMJ 1995; 310:575-579.

204. Rabey JM, Treves TA, Neufeld MY, Orlov E, Korczyn AD. Low-dose clozapine in the treatment of levodopa-induced mental disturbances in Parkinson's disease. Neurology 1995; 45:432-434.

208. Riggs JE. Cigarette smoking and Parkinson disease: the illusion of a neuroprotective effect. Clin Neuropharmacol. 1992; 15:88-99.

209. Rinne JO, Myllykyla T, Lonnberg P, Marjamaki P.A postmortem study of brain nicotinic receptors in Parkinson's and Alzheimer's disease. Brain Res 1991; 547:167-170.

210. Roldán Tapia MD. Características de personalidad en la enfermedad de Parkinson. Tesina de Licenciatura (directores: González Maldonado R, Morales Gordo B, Arnedo ML).

Facultad de Medicina de Granada, enero 1996.

211. Rosenberg P, Herishanu Y, Beilin B. Increased appetite (bulimia) in Parkinson•s disease. J Am Geriatr Soc 1977; 27:177-278.

212. Sacks O. Awakenings. Doubleday & Co, New York 1974.

213. Sage JI, Mark MH. Drenching sweats as an off phenomenon in Parkinson's disease: treatment and relation to plasma levodopa profile. Ann Neurol 1995; 37:120-122.

214. Saint-Cyr JA, Taylor AE, Lang AE. Neuropsychological and psychiatric side effects in the treatment of Parkinson's disease. Neurology 1993; 43 (suppl):S47-52.

215. Salisachs P, Findley LJ. Problems in the differential diagnosis of essential tremor. En: Findley LJ, Capildeo R, eds. Movement Disorders: Tremor, pp 219-224. Macmillan, London 1984.

216. Sandyk R. A drug naive par-kinsonian
221. Sandyk R, Derpapas K (b). The effects of external picoTesla range magnetic fields on the EEG ub Parkinson's disease. Int J Neurosci 1993; 70: 85-96.

222. Sandyk R. Cigarette smoking: effects on cognitive functions and drug-induced parkinsonism in chronic schizophrenia. Int J Neurosci 1993; 70:193-197.

223. Schneck CH, Mahowald MW. Five cases of parkinsonism emerging after the onset of REM sleep behavior disorder in men aged 58-79. Sleep res 1993; 22:261.

224. Schneider JS, Roeltgen DP, Roth-blat DS, Chapas-Crilly J, Seraydarian L, Rao J. GM1 ganglioside treatment of Parkinson's disease: an open pilot study of safety and efficacy. Neurology 1995; 45:1149-1154.

225. Schoenberg BS. Environmental risk factors for Parkinson's disease: the

patient successfully treated with weak electromagnetic fields.Int J Neurosci 1994; 79:99-110.

217. Sandyk R. Parkinsonian micro-graphia reversed by treatment with weak electromagnetic fields. Int J Neurosci 1995; 81:83-93 (a).

218. Sandyk R. Reversal of visuo-spatial deficit on the Clock Dra-wing Test in Parkinson's disease by treat-ment with weak electromagnetic fields. Int J Neurosci 1995; 82:255-268 (b)

219. Sandyk R. Improvement of body image perception in Parkinson's disease by treatment with weak electromagnetic fields. Int J Neurosci 1995; 82:269-283 (c).

220. Sandyk R, Derpapas K (a). Further observations on the unique efficacy of picoTesla range magnetic fields in Parkinson's disease. Int J Neurosci 1993; 69: 167-183.

epidemiologic evidence.Can J Neurol Sci 1987; 14:407-413.

226. Sershen H, Hashim A, Wiener HL, Lajtha A. Effect of chronic oral nicotine on dopaminergic function in the MPTP-treated mouse. Neurosci Lett 1988; 93:270-274.

227. Sershen H, Wolinsky T, Douyon R, Hashim A, Wiener HL, Lajtha A, Coons EE, Serby M. The effects of electro-convulsive shock on dopa-mine-1 and dopamine-2 receptor ligand binding activity in MPTP-treated mice. J Neuropsychiatry Clin Neurosci 1991; 3:58-63.

228. Sieradzan K, Channon S, Ramponi C, Stern GM, Lees AJ,Youdim MB. The therapeutic potential of moclobemide, a reversible selective monoamine oxidase A inhibitor in Parkinson's disease. J Clin Psychopharmacol 1995; 15:51S-59S.

229. Snider SR, Fahn S, Isgreen WP, Cote LJ. Primary sensory symptoms in parkinsonism. Neurology 1976; 26:423-429.

230. Stevenson RL. The strange case of Dr. Jekyll and Mr. Hyde (1886). Dr. Jekyll and Mr. Hyde and other stories. Wordsworth classics, Ware, Hert-fordshire 1993.

231. Stevenson RL. Virginibus pueris-que and other papers (1881). Virginibus puerisque y otros ensayos. Alianza, Madrid 1994.

232. Tanner CM, Chen B, Wang WZ, Peng ML, Liu ZL, Liang XL, Kao LC, Gilley DW, Schoenberg BS. Environmental factors in the 236. Tinneti ME, Speechley M. Prevention of falls among the elderly. N Engl J Med 1989; 320: 1055-1059.

237. Tinneti ME, Speechley M, Ginter SF. Risk factors for falls among elderly persons living in the community. N Engl J Med 1988; 319: 1701-1707.

238. Trías E. La memoria perdida de las cosas. Molinari, Barcelona 1988.

239. Trosch RM, Pullman SL. Botulinum toxin A injections for the treatment of hand tremors. Mov Disord 1994; 9:601-609.

240. Turkka JT, Myllila VV. Sweating dysfunction in Parkinson•s disease. Eur Neurol 1987; 26:1-7.

241. Unamuno M. Del sentimiento trágico de la vida en los hombres y en los pueblos (1913). Alianza Editorial, Madrid 1986.

242. Verwaerde P, Tran MA, Mon-tastruc JL, Senard JM. Yohimbine and experimental neurogenic orthos-tatic hypotension. 4th Int Congr Mov Dis (poster pres.). Viena 17-21 junio 1996.

243. Vieregge P, Friedrich HJ, Rohl A, Ulm G, Heberlein I. Zur multi-faktoriellen Atiologie der idiopathischen Parkinson-Krankheit. Eine Fall-Kontroll-Studie. Nervenarzt 1994;

etiology of Parkinson's disease. Can J Neurol Sci 1987; 14(3 Suppl):419-423.

233. Tanner CM, Goetz ChrG, Klawans HL. Paroxysmal drenching sweats in idiopathic parkinsonism: response to propanolol. Neurology 1982; 32 (suppl 2): 162.

234. Tanner CM, Goetz ChrG, Kla- wans HL. Autonomic nervous system disorders in Parkinson•s disease. En: Koller WC (ed). Handbook of Parkinson•s disease, pp 185-215). Marcel Dekker Inc. New York 1992.

235. Tetrud JW. Parkinson's Disease and Exercise. (http).1996. 65:390-395.

244. Watanabe K. [A case-control study of Parkinson's disease]. Nippon Koshu Eisei Zasshi 1994; 41:22-33.

245. Waters Ch. Management of the complicated patient. En: Lieberman A. Parkinson report NPF (National Parkinson Fundation) 1995. http:/ /www.nih.gov/ninds/neurosci/ clinical /etb/etbprot

246. Weiner WJ, Goetz CG, Nausieda PA, Klawans HL. Respiratory dyskinesias: extrapiramidal dysfunction and dyspnea. Ann Int Med 1978; 88:327-331.

247. Wera S, Neyts J. Calcineurin as a possible new target for treatment of Parkinson's disease. Med Hypotheses 1994; 43:132-134.

248. Wermuth L, Stenager E. Sexual problems in young patients with Parkinson's disease. Acta Neurol Scand 1995; 91:453-455.

249. Wermuth L, Stenager EN, Stenager E, Boldsen J. Mortality in patients with Parkinson•s disease. Acta Neurol Scand 1995; 92:55-58.

250. Westman EC, Levin ED, Rose JE. Nicotine as a therapeutic drug. N C Med J

1995; 56:48-51.

251. Wolf VI, Garvin JS, Bacon M, Waldrop W. Speech changes in Parkinson•s disease during treatment with L-dopa. J Commun Disord 1975; 8:271-279.

252. Wolters Ech y Oertel WH. Special
253. Wolters Ech, Vermeulen RJ, Kuipper MA, Stoof JC. Dopamine agonist monotherapy in Parkinson•s disease. En: Wolters Ech. Parkinson•s disease: symptomatic versus preventive therapy. ICG Publications, Dordrecht The Netherlands 1994.

254. Yazawa I, Terao Y, Sai I, Hashimoto K, Sakuta M. [Gastric acid secretion and absorption of levodopa in patients with Parkinson's disease--the effect of supplement therapy to gastric acid]. Rinsho Shinkeigaku 1994; 34:264-266.

255. Zupnick HM, Brown LK, Miller A, Moros DA. Respiratory dysfunction due to L-dopa therapy for parkin-sonism: diagnosis using serial pulmonary function tests and respi-ratory inductive plethysmography. Am J Med 1990; 89:109-114.

256. Zwil AS, Pelchat RJ. ECT in the treatment of patients with neurological and somatic disease. Int J Psychiatry Med 1994; 24:1-29.

therapeutic problems of Parkinson•s disease. En: Wolters Ech (eds). Parkinson•s disease: symptomatic versus preventive therapy, pp 79-93. Current issues in neurodegenertive diseases. ICG publications, The Netherlands 1994.

Índices

SE CAEN PERO NO SE MAREAN
UNA PLÉYADE DE SÍNTOMAS
LA EMOCIÓN MUEVE PARKINSONIANOS
ACELERANDO SIN FRENOS
NO ME DISTRAIGAS QUE ME CAIGO
DIME CÓMO ANDAS
TODOS ERAN CULPABLES
¿QUI CUSTODIET IPSOS CUSTODES?
A VECES LOS MALES EMPEORAN CON LOS REMEDIOS
PROBLEMAS MOTORES Y MEDICACIÓN

SÓLO FALLA EN LOS TEST
APARCAN MUY MAL
ANDA LENTO Y PIENSA LENTO
SÓLO ALGUNOS SE DEMENCIAN
DEMENCIA CORTICAL O SUBCORTICAL
LA MEMORIA PERDIDA DE LAS COSAS
¿CÓMO SE MANIFIESTA EL DETERIORO MENTAL?
LO PRIMERO, REVISAR MEDICACIÓN
HORMONAS PARA LA MENTE
COMPORTAMIENTO Y AFECTOS
DEPRESIÓN Y PARKINSON
ANSIEDAD Y ATAQUES DE PÁNICO
ATAQUES DE LÁGRIMAS
ESTRÉS
NOCHE, FABRICADORA DE EMBELECOS
LA PERSONALIDAD PARKINSONIANA
ORDENADO, RÍGIDO, HIPERADAPTADO
CANCIONES DE AMOR Y ODIO
EL CÓNYUGE DEL PARKINSONIANO

VII. El diagnóstico.

XI. Un buen médico general.

RIESGO DE CAÍDAS
TÉCNICAS PARA MEJORAR LA MARCHA
EL TEMBLOR ES LO MÁS MOLESTO
DOS TEMBLORES A LA VEZ

XIV. Dieta y recetas de cocina. 175

COMER SÓLO EN FASE "O N"
EL VOLUBLE VACIADO GÁSTRICO
LA CAPRICHOSA ABSORCIÓN DE LEVODOPA
CARNE Y PESCADO PARA CENAR
PASTAS PARA ALMORZAR
¿CUÁNDO TOMAR LA LEVODOPA?
LA BATALLA DEL ESTREÑIMIENTO
COMER MÁS SI HAY DISCINESIAS
HABAS EN LUGAR DE PASTILLAS
RECETAS DE COCINA PARKINSONIANA
RAGOUT DE VERDURAS DE PRIMAVERA

XV. Emergencias y situaciones especiales. 183

NUNCA SUPRIMAN BRUSCAMENTE LA MEDICACIÓN
LAS "VACACIONES" PUEDEN SER DEFINITIVAS
EVITAR POLIFARMACIA (EN LO POSIBLE)
LA PARKINSONIANA QUEDÓ EMBARAZADA
ANTES DE PASAR POR QUIRÓFANO
PARKINSONISMO PSICÓGENO
CRISIS ACINÉTICAS GRAVES

XVI. Tratamientos curiosos, dudosos y heterodoxos. 189

ELECTROSHOCK

XVII. Cirugía sí, cirugía no.

XVIII. Hablan los pacientes.